《 안아파연구소의 》

통증 제로
신경
스트레칭

안아파연구소의
통증 제로 신경 스트레칭

정용인 지음

CYPRESS
사이프레스

"이 책은 사람들이 더 이상 아프지 않았으면 하는 마음을 담은 뜻깊은 선물입니다"

의자에 의존하는 문명의 발전과 잉여인간의 걱정을 야기시키는 100세 고령화 사회에 접어든 지금, 사람들의 관심은 단연코 건강에 쏠리고 있습니다. 경제적 성공에 대한 경쟁뿐 아니라 건강에 대해서도 경쟁을 할 정도로 사람들은 건강에 많은 노력을 기울입니다. 꼭 건강 영역에서도 살아 남아야 한다는 마음으로 모두들 앞만 보며 달리고 있습니다. '신경' 쓰며 살고 있다는 것입니다.

우리는 모두 건강해지고 싶어 합니다. 건강에 대한 전문적인 지식과 지혜를 나누는 사람을 보면 멋지다고 생각합니다. 사랑하는 사람과 자신을 지키기 위해 건강에 대해 자연스럽게 공부를 시작합니다. 하지만 전문적인 지식을 쉽게 표현하고 이해시키기가 어렵다는 것이 흥미로우면서 안타까운 지점입니다. 그중에서 가장 어려운 영역은 '신경'입니다.

현실에서 '신경'에 대한 의료보건 서비스는 매우 제한적으로 이뤄지고 있습니다. 그래서인지 높은 구독자 수의 신뢰를 바탕으로, 유튜버가 전해주는 정보를 더욱 의지할 때가 많습니다. 정용인 선생님은 인기 있는 물리치료사이자 유튜버입니다. 오프라인·온라인을 막론하고, 모든 공간에서 노력하고 있는 훌륭한 임상 선생님입니다.

2012년, 우리나라 최고의 대학병원을 포기하고 교정치료를 배우고 싶다며 저를 찾아온 정용인 선생님을 처음 마주했을 때가 생각납니다. 그의 첫인상은 '매우 스마트해 보인다'였습니다. 그 후로도 그의 인상은 바뀌지 않았습니다. 늘 한결같이 환자에 대한 관심과 사랑으로 치료하고, 근무시간 외에도 깊은 열정으로 공부하던 그의 얼굴은 단 한 번도 구겨진 적이 없었습니다. 언제나 밝은 기운으로 주변인들의 기운을 북돋아 준 인기 있는 치료사였습니다.

이 책은 일관성과 객관성을 지닌 기본기가 탄탄한 전문가의 배려가 담긴 책입니다. 그저 어렵게만 생각되는 '신경'이란 주제를 환자들에게, 일반인들에게 쉽게 전달하고자 하는 정용인 선생님의 사랑이 담긴 책입니다. 특히 '신경 스트레칭'에 대한 내용은 불편한 통증에 시달리는 일반인들과 어떤 치료를 받아도 확실히 아픈 부분을 덜어낼 수 없던 환자분들께 구체적이고도 희망적인 해결점을 제시하고 있습니다.

해부학적 지식이나 증상, 나아가서는 일반적 질환에 대한 이해를 높이려는 수고로움이 담겼으며, 건강 관리에 소홀했던 사람들에게도 다시 자신감을 찾아줄 수 있는 아주 값진 내용이 들어 있습니다.

모든 아픈 사람들에게 이 책을 헌납하고자 각고의 노력을 하신 정용인 선생님에게 큰 박수를 보내며, 뜨거운 열정으로 통증과 신경에 대한 연구를 꾸준히 행하는 발자취에 고마움을 표하고 싶습니다. 그리고 이 책이 모든 사람들의 건강에 일조하여 '신경' 관련 정보를 주고받는 치료사나 건강에 관심을 기울이는 사람들의 꿈과 희망을 실현하는 데 든든한 밑거름이 되기를 소원합니다.

박 영 찬

대한운동교정협회 회장
박영찬 움직임 연구소 소장
교정트레이닝 센터 렉스바디 대표

"동작을 따라 하는 것만으로 신경이 회복되고 통증 없는 몸이 됩니다"

물리치료사로서 12년간 근무해오면서 아픈 사람들을 꾸준히 만났습니다. 그중 가장 힘들어하는 사람들을 꼽자면 '어디에 문제가 있어서 통증이 생기는지 명확한 설명을 듣지 못한 사람들'입니다. 병원을 가도 원인을 정확히 듣지 못하니 이 병원, 저 병원 떠돌며 아픈 원인을 찾아주고, 통증을 덜어주는 사람을 찾아다니게 됩니다.

병원에서는 X-ray 검사를 해보고 뼈가 부러지지 않았으면 괜찮다고 합니다. 하지만 피가 나지 않는다고, 뼈가 부러지지 않았다고, 인대가 안 찢어졌다고, 피 검사상 수치가 정상이라고 아프지 않은 건 아닙니다. 통증이 있고 일상생활에 불편함이 있지만 심각하지 않은 그 애매한 상태에 놓인 분들을 치료하면서 스스로 통증을 관리할 수 있도록 운동을 알려주었습니다.

스스로 통증을 관리하는 힘을 기르는 것은 너무나도 중요하기 때문에 저에게 찾아오지 못한 분들께도 자신의 몸을 관리할 수 있도록 정확하고 전문적인 지식을 나누고 싶어서 블로그와 유튜브 활동을 시작했습니다. 정말 많은 사람들이 스스로를 치료하는 운동과 몸이 아파지는 진짜 이유에 목말라 있었고, 특히 유튜브 '안아파연구소' 채널을 운영하며 더 큰 관심 속에 열심히 통증을 없애는 방법을 알릴 수 있었습니다.

그러다 그동안 알려온 내용들을 책으로 엮어 정리해야겠다는 생각이 들었습니다. 동작을 따라 하기만 해도 통증을 해소할 수 있기에 그 방법을 많은 분들과 함께 나눠야겠다고 생각했습니다. 이론이 어렵다면 그냥 동작을 따라 하시는 것도 좋습니다. 내 몸에, 내 신경에 긍정적인 영향을 주는 것을 확인하고, 어떻게 이 동작이 이런 치료 효과를 내는지 궁금할 때 이론을 다시 찾아보는 것도 좋습니다. 유튜브와 블로그, 그리고 이번 책을 쓰면서 가장 중점에 두었던 것은 '어려운 내용이지만 최대한 쉬운 용어로 풀어서 설명을 하는 것'이었으니 이해하기 편하실 겁니다.

저도 처음 도수치료와 운동을 공부할 때는 근육만 보았습니다. 공부가 깊어지고 시야가 넓어지면서 자세와 관절 그에 따른 근육의 변화를 고려했습니다. 조금 더 공부하고 나니 림프 순환과 혈액 순환, 신경계와 자율신경계를 고려해서 환자들을 치료하고 운동을 시켰습니다.

신경에 대한 공부를 시작했을 때 '이걸 왜 이제야 공부했을까' 하는 아쉬움이 들었습니다. 신경에 대한 이해를 바탕으로 치료하니 회복을 더 빠르게 돕고 효과도 즉각적이며 좋았기 때문입니다. 신경에 문제가 있어서 통증이 있는 사람에게는 정확하게 신경에 대한 조치를 취해야 몸이 좋아집니다. 그뿐 아니라 근육과 관절, 인대를 치료해도 잘 해결되지 않던 통증에 신경치료 개념을 접목하니 너무나 쉽게 호전되었습니다. 소가 뒷걸음질을 치다 쥐를 잡듯이, 신경을 건드리니 다른 치료나 스트레칭과 비교도 되지 않을 만큼 높은 치료 성공률을 거두었습니다.

이렇게 중요하고 아픈 사람들에게 필요한 내용을 제가 나서서 널리 알려야겠다는 생각이 들었습니다.

신경은 생각보다 어려운 개념이 아닙니다. 신경 스트레칭을 하기 전에 알아야 할 내용이 너무 낳거나 복잡하지 않습니다. 우리 몸에 신경이 어마어마하게 많지도 않습니다. 큰 줄기에서 뻗어나오는 신경의 갈래를 전부 알아야 할 필요도 없습니다. 제가 설명하는 스트레칭 동작을 천천히 읽고 따라 해보세요. 그저 동작을 따라 하는 것만으로도 신경에 적절한 자극을 줄 수 있습니다. 신경이 다시 건강해질 수 있습니다. 아팠던 몸의 회복이 빨라집니다. 누구나 평생 스스로 자신의 통증을 관리하고 완화시키며 지낼 수 있을 겁니다.

정 용 인

물리치료사
유튜브 안아파연구소

차례

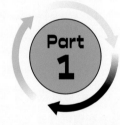

Part 1 신경 순환이 무너지면
통증이 찾아온다

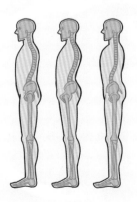

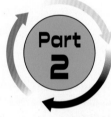

통증을 뿌리 뽑는
신경 순환 스트레칭

Part 2

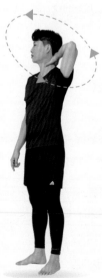

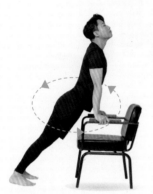

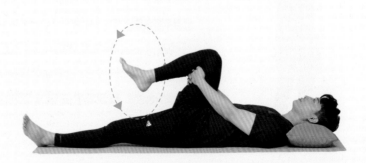

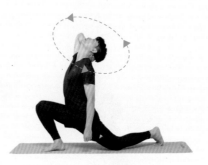

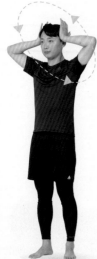

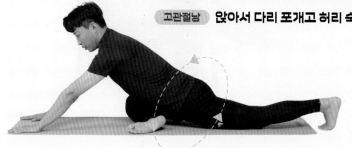

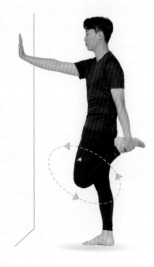

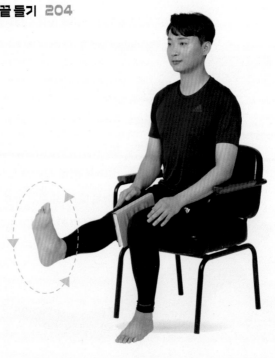

Part 4

몸을 회복시키는 움직임 vs 몸을 망가뜨리는 움직임

부록 상황별 통증 회복 프로그램

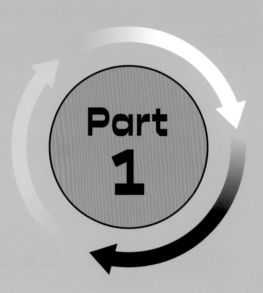

Part
1

신경 순환이
무너지면
통증이
찾아온다

가만히 앉아 있다가는
전신이 무너진다

저는 물리치료사이자 도수치료사로서 근무하면서 다양한 통증으로 찾아오는 환자들을 만납니다. 대부분의 현대인들이 그렇듯 움직임이 적어서 생기는 문제들을 안고 찾아옵니다. 허리, 목, 어깨, 팔꿈치, 골반, 무릎, 발목 등 다양한 부위에 통증이 발생하는데, 동일 부위에 통증이 나타나도 사람마다 치료의 양상과 결과가 제각각입니다. 어떤 사람은 간단하게 근육을 마사지하고 스트레칭하는 것으로 통증이 나아지고, 어떤 사람은 마사지나 스트레칭으로는 통증이 호전되지 않습니다. 그럴 때는 더 깊게 통증의 원인을 고민한 뒤 접근해야 합니다. 근육이나 신경, 순환의 문제를 종합적으로 고려해서 원인과 해결책을 찾는 것이죠.

예를 들어, 앉아 있을 때 허리가 뻐근해지면서 스멀스멀 퍼져나가는 통증이 있다고 해봅시다. 앉아 있으면 몸에 움직임이 없기 때문에 근육을 전혀 사용하지 않는다고 생각하기 쉽습니다. 하지만 우리가 앉아 있는 동작을 취하는 동안에도 몸은 여러 근육을 사용합니다. 골반을 제자리(중립 위치)에 놓기 위해서는 여러 척추기립근 중 깊숙한 곳의 심부기립근인 다열근에 긴장을 유지하고 있어야 하며, 특히 골반이 뒤로 돌아가지 않도록 장요근에도 적절한 긴장을 유지해야 합니다. 또한 가슴과 배의 횡격막, 복횡근, 복직근, 복사근에도 적절한 긴장을 주어야 몸통의 복압이 유지되고 호흡을 할 수 있습니다.

근육에 적절한 힘이 유지되지 않으면 문제가 생깁니다. 특히 너무 몸을 쓰지 않고, 장시간 앉아 있으면 몸의 중심부에 있는 골반에서 문제가 나타나기 쉽습니다. 골반은 좌우, 앞뒤로 균형을 이뤄야 합니다. 그래야 제자리 즉, 중립 위치에 놓여 있다고 말할 수 있죠. 그런데 골반 주변 근육인 장요근, 중둔근, 대둔근, 이상근의 힘이 약해지고 좌우 길이가 달라지면 골반의 위치가 중립에서 벗어납니다. 골반을 붙잡고 있는 근육들의 균형이 깨져서 골반이 틀어지면 목, 등, 허리, 무릎, 발목 등 전신의 다양한 부위에서 통증이 연쇄적으로 발생합니다. 목이 굳고 결리며, 어깨가 항상 무겁고 쑤시고, 허리는 뻐근하며 시큰거립니다. 무릎은 삐걱거리며 발목은 덜그럭거려서 한 걸음 한 걸음이 고통스럽죠.

몸에 통증이 나타났으면 어서 정확한 원인을 찾아야 하는 이유입니다. 우리 몸은 인내심이 강해, 통증을 느끼기까지 오랫동안 혼자 버텨내려고 하는 경향이 있습니다. 버티다 못해 문제를 해결하라고 보내는 신호가 통증입니다. 찰랑거리는 호수에 단 한 방울의 물이 더해져도 둑 위로 넘쳐 흐르고, 그렇게 넘친 물은 강한 파괴력과 무서운 속도로 주변의 모든 것을 휩쓸어갑니다. 자칫 대수롭지 않은 통증이라고 여기고 방치하면 전신으로 통증이 번져나가 해결이 더 어려워질 수 있다는 의미입니다.

세 가지 통증
종류와 원인

앞으로 자세히 설명할 예정이지만 통증의 종류와 그에 따른 통증 원인에 대해 대략적으로 짚고 넘어가보겠습니다. 통증은 원인에 따라 크게 세 가지로 나눌 수 있습니다. 원인을 구분해서 접근해야 치료 효과나 속도가 좋습니다. 함께 살펴볼까요?

1. 근육, 인대, 관절, 피부, 장기 등 실직적인 조직에 손상을 입었을 때의 통증
2. 신경이 손상을 입어 나타나는 신경병증성 통증
3. 중추민감화(통증 자극 전달 체계의 이상)로 인해 발생하는 통증

우리가 흔하게 알고 있는 통증은 1에 해당됩니다. 근육통이나 관절통과 같은 통증 말이죠. 그래서 어딘가 아프면 조직이 손상을 입었을 것이라고 여겨 치료하고자 노력합니다. 근육을 강화하고, 스트레칭을 하고, 마사지를 하면서 통증이 사라지길 기대하죠. 어느 정도 효과를 보이

지만 여전히 통증이 남아 있기도 합니다. 1의 통증이 나타나는 상황에서도 생각보다 빈번하게 2의 신경병증성 통증이 함께 나타납니다. 그럴 때는 신경에 대한 치료도 고려해야 더욱 효과적으로 통증을 없앨 수 있습니다.

신경에 대한 역치(자극에 반응하는 데 필요한 최소한의 자극의 세기)만 낮아져도 크게 아프고 불편함을 느낄 수 있습니다. 신경을 검사하는 방법인 신경전도 검사는 특이도가 너무 낮아서 신경의 문제를 지나쳐버리기도 합니다. 그래서 '이런저런 검사를 해도 다 괜찮다는데 나는 아픈 경우'가 생깁니다.

확실히 신경이 손상을 입지 않았어도 신경 자극에 대한 민감도가 높아져 있으면 작은 자극에도 아프거나 찌릿하거나 불타는 느낌 등이 발생하고, 이는 곧 통증으로 느껴집니다. 이를 뒤집어 말하면 신경 자극 민감도를 떨어뜨리면 통증이 잠잠해진다는 말과 같습니다. 따라서 신경 자극 민감도를 낮추는 치료들을 해야 합니다.

3의 중추민감화로 인한 통증에 대해서도 알아봅시다. 신체 각 부위에 퍼져 있는 말초신경에서 아프다, 차갑다/뜨겁다 등의 감각이나 시각, 청각, 후각 등 여러 자극을 느끼면 뇌로 감각 정보를 전달하는데, 이때 뇌가 정보들을 종합해 감각을 인식합니다. 다시 말해, 통증 신호가 뇌에 전달되었을 때 뇌가 '아프다'라고 인식을 해야 비로소 그 감각은 '통증'이라고 불리는 것이죠. 문제는 뇌가 감각도 학습한다는 점에서 발생합니다. 오랫동안 뇌가 통증을 경험하고 학습하면 중추신경계는 감각을 기민하게 인식해서 몸을 보호하기 위해 예민해지고, 심한 경우에는 해를 끼치지 않는 감각도 '나쁜 통증'으로 받아들입니다.

조금 더 쉽게 설명해보면 유해한 자극 예를 들어, 찔리거나 뜨겁거나 눌리거나 차갑거나 등의 감각이 말초신경으로 접수되어 척수라는 통로를 통해 뇌까지 전달되는 과정에 문제가 생겨, 특별히 몸에 나쁜 자극이 아님에도 뇌에서 통증이라고 판단한 것입니다. 신경 전달 과정에서 흥분성 자극 수용체가 신경세포에 많이 생기면 작은 자극을 큰 자극으로 증폭시켜서 뇌에 전달합니다.

피부를 부드러운 깃털로 건드렸을 뿐인데 뇌가 촉각을 통각으로 받아들입니다. 이렇게 조직에 손상을 입지 않았는데 통증으로 인식하는 현상을 중추민감화라고 부릅니다. 많은 만성 통증 환자들이 겪는 통증도 중추민감화로 인한 통증입니다. 다친 지 오래되어 조직 손상은 전부 치유되었는데 여전히 아프다면 중추민감화로 인한 통증을 의심해볼 수 있습니다. 중추민감화는 딱 하나의 치료법으로 해결할 수 없습니다. 심리치료사나 의사·약사·물리치료사 등 여러 전문가의 통합적인 도움을 받아야 합니다. 지금도 활발히 연구가 진행되고 있는 분야인 만큼 아직까지는 진단도 치료도 어렵습니다.

이 책에서는 세 가지 통증 종류 중 중추민감화성 통증은 주로 다루지 않고, 2의 신경병증으로 인한 통증을 중심으로 다루면서 1의 근육과 관절, 인대 등 근골격계의 손상으로 인한 통증을 스스로 해결하는 방법에 대해 알아보고자 합니다.

잘못된 자세가 뼈와 근육, 신경의 통증을 부른다

우리 몸의 중심에 놓여 있고, 척추와 연결되어 있으며, 상체와 하체를 잇는 골반에 대해서 조금 더 자세히 알아볼까요? 골반에서 가장 흔하게 변형된 모습인 '골반 후방회전'에 대해 설명해보겠습니다. 잘못된 자세로 앉아 있다 보면 몸에 힘을 주지 않습니다. 그렇게 오래 앉아 있으면 골반 주변 근육의 힘이 약해지고, 골반이 뒤로 회전하면서 몸 뒤쪽으로 쏠리는 변형(골반 후방경사)이 일어납니다.

허리뼈(요추)에 가해지는 부담과 변형은 심각한 문제입니다. 골반이 뒤로 밀리면서 앞으로 볼록한 커브를 가지고 있는 허리뼈가 커브 없이 일자로 펴진 일자 허리가 됩니다. 허리를 비롯해, 상·하체의 다른 곳까지 변형이 나타납니다. 등과 어깨를 구부정하게 만들며 목을 거북목으로 만듭니다. 골반 뒤쪽의 엉덩이는 처지고, 무릎과 발목의 관절도 뒤로 빠지면서 무릎에 가해지는 부담을 더 크게 만들어, 무릎연골 연화증과 같은 연골 손상까지 일으킵니다. 종아리 근육도 경직되어 다리가 붓고 뭉치고, 자주 쥐가 나며, 빨리 피로해지는 증상도 나타나죠.

또한 골반이 뒤로 회전한 자세는 허리뼈 뒤에 붙은 인대들을 길어지게 만들고 약화시킵니다. 이 인대들은 허리 디스크를 보호하는 역할을 하는데, 골반이 뒤로 밀리면서 일자 허리가 되면 허리의 인대들이 약해지고 쉽게 아프며 허리 디스크 손상도 훨씬 빨라집니다.

골반이 뒤로 회전한 자세의 사람이 바른 자세를 의식했을 때 대부분 등을 펴는 동작을 취하는데, 이 역시 잘못된 자세입니다. 골반이 뒤로 기울어진 것을 그대로 두고 등을 억지로 더 펴는 자세를 하면 일자 허리 위에 편평등, 일자목이 쌓여 더욱 등이 쑤시고 목이 아픕니다. 오히려 척추와 골반의 불균형을 강화하는 나쁜 자세이니 하지 않는 게 좋습니다.

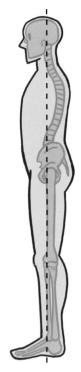
[이상적인 위치에
골반이 놓였을 때]

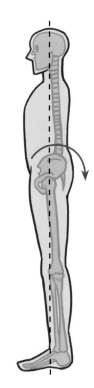
[골반이 후방경사되었을 때 1
(일자목-편평등)]

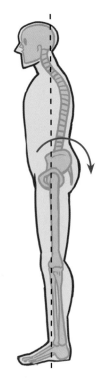
[골반이 후방경사되었을 때 2
(거북목-굽은등 자세)]

골반이 뒤로
회전하면(후방경사) 목과
등, 허리의 변형도 잇따라
발생한다. 일자목-편평등
또는 거북목-굽은등이 되어
전신에 통증이 나타난다.

이제 잘못된 자세가 근육과 신경에 어떤 영향을 끼치는지 구체적으로 살펴볼까요? 뒤로 회전된 골반은 척추기립근 중 허리 쪽에 있는 심부기립근이나 다열근의 길이를 늘립니다. 단순히 늘어나기만 하는 것이 아닙니다. 심부기립근이나 다열근이 팽팽하게 당겨지면서 늘어나 약해집니다. 고무줄을 양쪽으로 당기면 시간이 지날수록 탄력이 조금씩 떨어지는 것처럼 말이죠. 그러다 더 이상 늘어나기 어려울 때, 근육의 섬유화가 진행됩니다. 고무줄을 당긴 채 시간이 오래 지나면 탄력을 완전히 잃고 딱딱하게 굳어서 조각나며 끊어지는 것처럼요.

섬유화는 근육의 탄력성은 잃게 만들지만 그 이상 길이가 늘어나는 것은 막아줍니다. 임시방편의 해결책이지요. 하지만 문제는 지금부터입니다. 섬유화되어 단단하게 근육이 뭉치면 그 근육 사이를 지나는 신경도 눌립니다.

신경이 꽉 눌린 상태로 오랜 시간 압력을 받으면 또 다른 문제가 생깁니다. 압력이 높아지면 신경의 순환에 방해를 받게 되고, 이는 저산소 상태를 유발하여 신경에 염증 반응을 일으킵니다. 그러면 신경은 더 붓고 더 예민해져서 가벼운 자극도 날카로운 통증으로 인식합니다. 그렇게 신경에 통증이 나타나면 주변의 근육들은 더 긴장해 굳어버리고 근육에 인접한 신경은 더 큰 압력을 받아 통증이 심해지는 악순환의 고리가 시작됩니다.

이를 끊어내는 방법은 뭘까요? 아픈 근육을 마사지하고 굳은 근육을 늘이고 풀어주면 될까요? 안타깝게도 단순히 근육을 마사지하고 스트레칭하는 것만으로는 통증을 해결할 수 없습니다. 정답은 지금까지 설명한 내용에서 유추해볼 수 있듯이 '신경 순환'에 있기 때문입니다.

근육을 마사지할수록
심해지는 통증

목이 아픈 사람이 있다고 해봅시다. 왜 아픈지 이유를 짐작해볼까요? 오랜 시간 앉아서 키보드를 두드리며 마우스를 잡고 있는 자세를 머릿속에 그려보세요. 이 자세에서는 팔을 일정한 높이로 들고 있습니다. 팔의 무게는 가벼울까요? 아닙니다. 팔은 가벼운 것 같지만 웬만한 책 1권보다는 무거울 겁니다. 만약 두꺼운 책을 하루 종일 손으로 들고 있으면 팔은 어떻게 될까요? 당연히 결리고 쑤시고 후들거리고 힘들겠죠. 책을 내려놓고 싶을 겁니다.

팔을 들고 있는 데 힘을 쓰는 근육은 의외로 팔이 아닌 목의 근육입니다. 목의 여러 근육 중에서도 상부승모근이 팔을 드는 데 관여하는데, 이 근육은 앉아서 일하는 동안 팔의 무게를 견디면서 들고 있게 해줍니다. 상부승모근이 충분히 강하지 않거나 상부승모근을 통제하는 신경이 건강하지 않으면 팔이 점점 처지고, 근육의 길이는 점점 늘어나게 됩니다. 한마디로, 팔을 제대로 들지 못한다는 것이죠. 이렇게 약해지고 늘어난 상부승모근은 팔을 무게를 감당하기 위한 다른 전략들을 취합

합니다.

 자세를 유지할 때 쓰는 근육이 아닌 무거운 물건을 들 때 힘을 쓰는 견갑거근에게 도움을 청합니다. 견갑거근은 자세를 잡는 근육이 아니지만 약해진 상부승모근이 견갑거근의 힘을 빌려와 팔 위치를 유지하는 데 쓰는 것이지요. 또는 상부승모근이 스스로 단단하게 뭉치는 전략을 선택하기도 합니다. 근육의 길이를 조절하는 데 쓰는 에너지를 줄이기 위해서요. 상부승모근 길이를 조절하면서 힘을 쓰면 좋지만 그러기 힘들 때는 길이를 줄이는 힘에만 집중하는 전략을 취하는 것입니다. 이렇게 견갑거근의 힘을 빌려 쓰거나 상부승모근이 단단해지는 상태를 흔히 '목·어깨가 뭉쳤다'라고 표현하는 상태입니다. 그러다 상부승모근이 더 단단해지고 아프면 병원을 찾게 되는 것이죠.

 목을 주무르거나 상부승모근을 스트레칭하면 어떤 일이 생길까요? 마사지와 스트레칭은 근육의 길이를 늘려주고 순환을 도와줍니다. 손으로 혈액 순환을 돕는 펌프질을 대신 해주는 행위라고 생각하면 됩니다. 굳은 근육의 길이를 늘리거나 눌러서 풀어줬을 때 근육에 정체된 혈액과 부종이 빠지고, 다시 정상적인 상태로 돌아오면서 새로운 혈액이 근육에 들어옵니다.

 이때 우리는 '시원하다'라고 느낍니다. 시원하다는 감각에 근육의 순환이 원활해졌다고 생각할 수 있지만 길게 보면 이미 힘없이 늘어난 근육을 더 길어지게 만들 수 있습니다. 게다가 근육이 다시 단단하게 뭉치면서 통증이 또 찾아오죠. 근육 마사지와 스트레칭을 반복할수록 근육은 더 늘어나고 더 너덜너덜해지면서 통증은 점점 더 빨리 찾아옵니다. 이런 상태에서 어떻게 빠져나갈 수 있을지 궁금할 겁니다. 스트레칭을 해도 통증이 가시지 않고 마사지를 해도 그때만 시원하다면 다른 방법의 해결책을 찾아봐야 합니다.

다리가 저리면
허리 디스크다?

다리가 찌릿하게 당겨서 바닥에 앉을 수 없다는 환자들, 허리 디스크 때문인지 다리가 저리다는 환자들이 많습니다. 그런데 자세히 살펴보면 생각보다 허리 디스크가 통증의 직접적인 원인인 경우는 드뭅니다. "기침을 해보세요", "배에 힘을 꽉 줘보세요"라는 지시를 따라 했을 때 허리에서 다리로 찌릿하게 내려가는 느낌이 들면 허리 디스크를 의심해봐야 합니다. 하지만 기침을 하거나 배에 힘을 주었을 때 다리가 찌릿하고 저리거나 당기는 증상이 나타나지 않으면 허리 디스크가 아닌 좌골신경에 문제가 있는 경우가 대부분입니다.

좌골신경통은 주로 40대 이후에 많이 생기지만 앉아서 일하는 시간이 많은 요즘은 연령대를 가리지 않고 발생합니다. 좌골신경이 자극을 받으면 신경이 지나가는 모든 부분의 근육에 영향을 줍니다. 좌골신경이 걸쳐져 있는 근육들의 길이를 단축시키거나 단단하게 만드는 것이죠. 그렇게 변형된 근육들은 다시 신경을 누르고, 눌린 신경과 근육이 유착(염증 등으로 인해 떨어져 있던 조직이 서로 달라붙는 것)되고, 통증이 나타납니다. 신경이 움직일 수 있는 범위 즉, 가동 범위도 줄어듭니다.

그러면 문제를 해결하기 위한 노력을 하죠. '아, 내 다리는 유연성이 너무 부족해'라는 생각에 근육 스트레칭으로 가동성을 회복시키려고 합니다. 하지만 안타깝게도 이런 스트레칭은 신경과 근육을 구분 지어서 하는 동작이 아니기 때문에 딱 아픈 부분만 자극해 통증을 해소하기 힘들고, 대개 통증이 일어나는 부위 주변을 겉돌기만 합니다.

좌골신경은 허리뼈와 척추 가장 아래쪽의 천추에서 시작해서 엉덩이와 허벅지를 지나 종아리와 정강이로 나뉘어 발바닥과 발가락 끝까지 이어진 신경입니다. 그래서 좌골신경에 문제가 생기면 다리의 거의 모든 부분에 영향을 주죠. 흔히 엉덩이, 허벅지가 당기는 느낌부터 찌릿하거나 저리는 느낌이 생깁니다. 발과 발가락이 저리고 아프며 당기는 느낌이 생길 수 있고, 쥐가 나기도 합니다. 신경이 시작되는 허리에도 영향을 줍니다.

이럴 때는 디스크 치료부터 하는 대신 눌려 있거나 근육에 유착된 좌골신경을 원래대로 되돌리는 스트레칭을 하면 허리와 다리의 찌릿한 통증이나 저린 증상을 완화할 수 있습니다. 그래서 "허리 디스크 때문에 다리가 저린 것 같아요"라는 환자들에게 저는 좌골신경 스트레칭을 권하고는 합니다. 가래로 막을 일을 호미로 우선 막아보자는 의미에서 말이죠.

손이 저리다고 전부
목 디스크는 아니다

자주 손이 저리거나 손가락에 쥐가 나고, 팔 전체가 아프거나 손목, 팔꿈치가 아픈 환자들도 많이 찾아옵니다. 목뼈(경추)가 잘못된 것 같다며 MRI를 찍고, 통증 주사를 맞고, 약을 먹고, 목에 시술(고주파 수핵감압술, 신경성형술)을 받아도 차도가 없습니다.

그런 환자들은 대부분 잠을 깊게 못 잡니다. 손이 저려서 2시간이면 깨고, 다시 잠들기를 반복합니다. 너무나 괴로운 일이죠. 손에 힘이 빠져서 물건을 놓칩니다. 손목이 저려서 자꾸 손을 털게 됩니다. 일에 집중할 수가 없습니다. 차라리 확 아파서 치료라도 속 시원하게 받으면 좋겠다고 합니다.

이런 사람들에게는 어떤 문제가 있을까요? 목 디스크 때문에 손이 저린 걸까요? 목 디스크가 팔이나 손목, 손에 저림 증상을 발생시키기는 하지만 모든 저림 증상의 원인이 디스크는 아닙니다. 오래 앉아 있으면서 목 주변의 근육이 짧아지거나 굳고, 목에서 뻗어나온 신경들이 목에서, 가슴에서, 팔에서, 팔꿈치에서, 손목에서 눌리면 저림 증상이 나타나기도 합니다.

　신경의 어느 한 곳이 눌리면 이어져 있는 신경 전체가 붓게 됩니다. 순환이 깨져서 신경이 팅팅 부풀면 신경은 곧 굵어집니다. 물이 흐르는 호스를 밟으면 물이 고인 부분이 팽창하듯 말입니다. 안 눌리던 부위의 신경이 눌리면서 신경의 순환은 더욱 방해를 받습니다. 신경이 예민해지면 작은 자극에도 통증을 느끼고 저림 증상을 느낍니다. 그러면 신경이 통과하는 근육은 예민해진 신경을 보호하기 위해 수축합니다. 신경은 더 눌립니다.

　눌리고 예민해져서 통증을 일으키는 신경을 회복시키기 위해선 목에 통증 주사나 신경을 마비시키는 차단 시술을 받는 게 정답이 아닙니다. 신경이 눌릴 수 있는 모든 부분에 대한 광범위한 해결책이 필요하죠. 그 해결책은 근육을 이완시키면서 신경 자체에 발생한 부종을 빼는 방법뿐입니다.

　신경과 근육이 얽혀서 한 덩어리가 된 부분을 다시 원래대로 떨어뜨려서 신경이 자연스럽게 슬라이딩되듯 움직이게 만들어줘야 합니다. 그렇게 슬라이딩되는 과정에서 신경에 발생한 부종 즉, 삼출액들이 밖으로 나오면 통증이나 저림 증상이 사라집니다. 이렇게 신경의 순환을 돕는 방법은 배워놓으면 언제 어디서든 할 수 있고 간단하게 통증을 관리할 수 있습니다.

어깨충돌증후군이 온다

어깨에서 뚝뚝 소리가 나는 사람들도 많습니다. 어깨를 위로 들 때 통증이 생기는 환자들도 많습니다. '어깨충돌증후군'이라는 질환을 가진 분들입니다.

팔이 올라가려면 등과 날개뼈(견갑골) 사이의 움직임은 물론이고, 날개뼈와 팔뼈 사이의 움직임도 잘 이루어져야 합니다. 흉곽(가슴 부위의 뼈대)과 날개뼈 사이의 소흉근, 능형근이 짧아지거나 어깨와 등의 상부승모근, 하부승모근, 전거근이 약해져서 균형이 깨지면 날개뼈가 적절하게 움직이지 못합니다.

흉곽과 날개뼈 사이의 움직임이 제한되어 있으면 원래 팔이 올라가야 하는 각도만큼 못 올라가겠죠? 그러면 모자라는 각도만큼 날개뼈 위에서 팔뼈가 더 큰 각도로 움직입니다. 날개뼈가 안 올라가는 만큼 팔뼈가 더 움직이면 어깨관절의 천장 부분에 팔뼈가 부딪치는 현상이 생깁니다. 어깨가 관절에서 살짝 벗어났다 들어왔다 하면서 '두둑', '뚝뚝' 하는 소리도 나죠. 이 과정에서 어깨관절의 천장에 붙은 극상근이 위팔뼈와 자꾸 마찰하면서 염증이 생겨 통증이 발생하고, 심한 경우에는 극상근이 파열되기도 합니다.

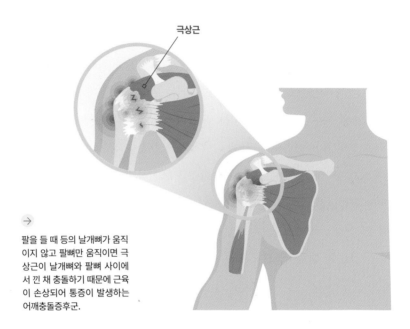

극상근

→
팔을 들 때 등의 날개뼈가 움직이지 않고 팔뼈만 움직이면 극상근이 날개뼈와 팔뼈 사이에서 낀 채 충돌하기 때문에 근육이 손상되어 통증이 발생하는 어깨충돌증후군.

물리치료사들은 어깨의 회전근개(어깨관절낭 주변의 근육과 힘줄)를 강화하라고 이야기합니다. 회전근개가 강화되어서 날개뼈와 팔뼈 사이의 관절이 안정되면 과도한 움직임이 발생하지 않고, 충돌도 생기지 않겠죠. 그런데 회전근개 강화 운동을 하면 의도한 만큼 강해질까요? 아마 아닐 겁니다.

회전근개는 쉽게 강해지기 힘듭니다. 회전근개를 지배하고 있는 신경이 약해진 것이 어깨충돌증후군의 원인일 수 있습니다. 이럴 때는 신경이 먼저 회복되어야 합니다. 그러면 자연스럽게 회전근개가 더 잘 쓰이고, 강화된 회전근개가 어깨를 안정시켜서 통증 없이 팔을 들고 내릴 수 있습니다.

통증의 진짜 원인을 모르면 이 병원, 저 병원을 찾아다녀도 치료되지 않는다고 포기하거나 '내 어깨는 약해'라는 생각에 우울해지거나 원래 어깨에서 소리가 났다고 생각하면서 몸이 점점 안 좋아지는 상황을 방치하게 됩니다.

치료를 하다가 종종 듣는 말들이 있습니다. "저는 원래 허리가 뻣뻣해서 상체를 앞으로 숙일 수 없어요", "저는 원래 발뒤꿈치가 들려서 쪼그려 앉는 게 어려웠어요", "저는 원래 책상다리를 하는 게 안 돼요"…. 원래 그런 몸은 없습니다. 문제를 해결하는 방법을 찾지 못했을 뿐입니다. '그냥 원래 그런가 보다' 하며 치료를 포기하지 말고, 스스로 할 수 있는 만큼만 조금씩 나아지면 됩니다. 새로운 개념의 해결책인 신경 가동술, '신경 스트레칭'을 해보면, 몸은 원래 그렇게 안 움직이는 게 아니라는 것을 알게 될 겁니다. 우리는 원래 잘 움직이는 몸을 가지고 있습니다.

디스크와 협착증에 특효인
신경 스트레칭

신경이 움직이는 통로를 넓히고 신경에 가해지는 압력을 해소하는 신경 스트레칭은 여러 근골격계 통증, 신경성 통증에도 좋지만 특히 허리와 목 디스크, 협착증을 치료하는 데 탁월한 효과를 냅니다. 우선 디스크와 협착증, 비슷하면서 서로 다른 두 질환에 대해 설명해보겠습니다.

디스크는 척추뼈 사이에 존재합니다. 젤리처럼 액체 상태로 뼈에 전달되는 충격을 흡수하는 일종의 물렁뼈, 즉 연골입니다. 디스크 조직이 척추뼈와 척추뼈 사이의 추간공이라는 위치까지 밀려나와서 신경을 자극하면 '디스크 탈출증'이라고도 부르는 질환으로 발전합니다. 추간공에서는 척수신경이 빠져나와 온몸으로 뻗어나가는데, 물풍선처럼 디스크를 감싸고 있는 섬유륜(막)이 찢어져 디스크의 내용물이 원래 자리에서 이탈하면 우리 몸은 이를 이물질로 인식해서 염증 반응을 일으킵니다. 이 염증 반응으로 인해 생성된 물질이 옆에 지나가는 척추신경에 닿아 자극이 되면 저릿한 감각이나 일상생활에 지장이 생길 정도로 심각한 통증을 일으킵니다.

허리의 통증이나 목·어깨 뒷부분의 통증, 팔 또는 다리·발의 통증이 발생하고 심하게는 팔이나 다리에 마비 증상이 일어날 수도 있습니다. 척추는 목부터 허리까지 이어져 있고, 척추를 통로 삼아 움직이는 척수 신경은 여러 갈래의 작은 신경으로 갈라져 손끝, 발끝까지 거미줄처럼 연결되어 있기 때문입니다.

협착증은 추간공이 좁아지면서 신경에 물리적 압력이 지속되어 염증이 생기는 질환입니다. 주로 노화로 인한 퇴행성 변화나 척추 주변의 조직이 약해져서 척추관이 좁아집니다. 그러면 중추신경의 통로인 척추관이 좁아서 신경을 누르고 허리나 골반, 엉치, 허벅지, 팔다리에 저림 증상이 나타납니다.

디스크나 협착증 모두 신경에 염증이 발생하면서 자극되어 신경이 붓고, 신경이 주변의 조직들과 달라붙게 됩니다. 서로 떨어져 있어야 하는 조직들이 달라붙는 현상, 즉 유착은 당연히 통증을 비롯해 여러 문제를 일으키죠.

이때 신경 스트레칭으로 유착을 부드럽게 풀어내고 신경이 원래대로 움직이는 통로를 넓혀주면 신경의 부종이 감소되면서 디스크와 협착증도 개선될 수 있습니다. 실제로 목을 앞으로 숙이거나 뒤로 젖히는 각도, 팔의 신경이 당겨지거나 느슨해지는 정도, 다리로 내려가는 신경이 당겨지거나 느슨해지는 정도 등에 따라서 추간공에서 뻗어나오는 신경의 긴장도가 달라지고 척추관을 지나는 척수신경의 길이와 위치도 변합니다.

척추 안에 있어서 손으로 아무리 깊게 눌러도 만질 수 없는 추간공이나 척추관 사이의 부종을 빼는 열쇠가 바로 신경 스트레칭에 있습니다. 신경을 매끄럽게 움직이는 환경을 만들어주면 디스크 수술이나 주사치

료, 협착증 수술 이후의 회복도 빨라집니다. 괴로운 허리와 목의 통증이
나 손발까지 당기고 저릿하며, 쑤시고 욱신거리는 증상도 효과적으로
관리할 수 있는 것이죠.

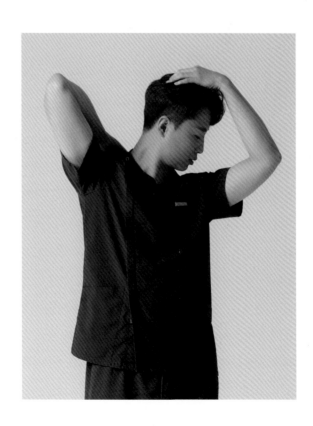

신경 스트레칭으로
통증을 이겨내다!

 사례 1 ## 머리와 눈, 귀의 통증을 '힘 빼기'로 다스리다

유튜브로 '안아파연구소' 채널을 운영하다 보니 여러 증상으로 괴로워하는 분들도 많이 접합니다. 흔한 증상이 아니라 이 병원, 저 병원을 다녀도 원인이 시원하게 밝혀지지 않고 치료도 안 되어 거의 포기하다시피 지내다가 우연히 유튜브를 보고 혹시 하는 희망을 품고 병원으로 온 것입니다. 처음 만난 날, 최경주 님은 오랫동안 겪어온 통증에 대해 많은 이야기를 했습니다.

"직업적으로도 성격적으로도 긴장을 많이 하는 편이에요. 항상 어깨가 딱딱하고 목이 무거웠어요. 그러다 두통이 생기더니 점점 오른쪽 눈썹과 눈알 뒤쪽이 당기는 느낌이 강해졌고요. 귀 안쪽도 같이 아파졌고요. 하루 종일 아픈 건 아닌데 앉아서 일을 하면 심해져요. 요즘은 카페

에 가서 친구들과 커피를 마시려고 잠깐 앉아 있어도 아파요. 요가도 하고, PT도 받아봤지만 소용없어요. 병원도 여기저기 다녀봤는데 가장 효과가 있던 건 주사치료였어요. 그런데 주사도 효과가 일주일을 못 가고 다시 아파져요. 지금처럼 심해져서 병원 찾아다닌 지는 3년쯤 된 거 같아요. 1년 전부터는 코로나로 휴직 중인데 쉬면서 치료를 해도 잠깐 괜찮아지고 다시 통증이 돌아오니까 복직을 해야 할지 고민됩니다. 잠도 깊이 못 자고 너무 힘들어요"

최경주 님은 두통과 귀 통증, 안구 통증이 특히 힘들다고 했습니다. 통증이 나타나는 부위를 들으니 목 옆의 흉쇄유돌근과 목 뒤의 후두하근, 상부승모근이 자연스럽게 떠올랐습니다. 귀도 아픈 걸 봐서 대이개신경의 이상도 의심되었고, 척추부신경도 신경 쓰였습니다. 모두 거북목이 되면 단단해지는 근육들이고, 그 근육들 근처에 있는 신경들입니다.

손으로 근육과 신경을 만지며 확인해보니 흉쇄유돌근과 후두하근, 상부승모근이 너무 긴장해서 힘이 빠지지 않는 상황이었고, 이로 인해 그 주위를 지나는 척추부신경, 대이개신경, 소후두신경이 움직여지지 않아 순환이 원활하지 않은 상황이었습니다. 문제는 크게 세 가지였습니다.

1. 오랜 치료 실패와 복직에 대한 걱정으로 생긴 우울감.
2. 직업적, 성격적 스트레스와 그로 인한 근육의 과도한 긴장 - 근육 이완의 경험이 적음.
3. 흉쇄유돌근, 후두하근, 상부승모근의 경직과 주위를 지나가는 신경의 유착 - 척추부신경, 대이개신경, 소후두신경의 이상.

먼저 몸에서 힘을 빼는 연습부터 해야 했습니다. 근육을 아무리 풀어도 몸에서 힘을 빼지 못하면 다시 긴장할 게 뻔했습니다. 점진적 이완법(p.224)을 알려드리고 함께 연습하면서 몸에 힘이 빠지는 감각을 느낄 수 있도록 유도했습니다.

처음엔 너무 어렵다고 하더군요. 평생 힘을 꽉 주고 생활하던 패턴을 근육들은 기억합니다. 그래서 무의식적으로 근육들에 힘이 들어가는 것이죠. 한 부위씩 힘을 꽉 주었다가 털썩 내려놓는 연습을 하면서 세 번째 치료를 할 때는 드디어 몸에서 힘을 뺄 수 있게 되었습니다.

"선생님, 너무 편안해요. 이렇게 몸에 힘이 빠지는 걸 다른 사람들은 다 할 수 있나요? 저는 평생 처음으로 이렇게 누워보는 거 같아요"라는 감탄에 "제가 어깨를 만져볼게요. 이렇게 말랑말랑한 게 보통 누워 있을 때의 근육 상태예요. 이제까지 최경주 님은 누워 있어도 힘이 들어가 있어서 근육이 단단했잖아요? 그러면 그 근육 주위에 있는 신경들이 세게 눌려서 순환도 안 되고 계속 자극을 받아요. 신경이 예민해지면서 연결된 곳에 따라 두통도 오고 눈도 아픈 거였어요"라고 대답했습니다.

최경주 님은 몸에서 힘이 빠지는 경험을 한 뒤로는 앉아서도 힘 빼는 연습을 꾸준히 하고, 점점 근육을 잘 쓰게 되었습니다. 다음 치료 때는 "처음으로 푹 잤어요. 아침에 일어날 때도 개운했습니다. 너무 감사드려요, 희망이 생겼습니다"라고 말했습니다. 몸의 긴장이 풀리니 신경을 누르던 근육들이 말랑해져서 치료도 한결 수월해졌습니다.

꾸준히 점진적 이완법으로 근육 이완의 경험을 하며 '근육이 원래 단단한 게 아니라 내가 무의식적으로 힘을 주고 있어서 단단한 거였구나' 하는 깨달음을 드렸습니다. 이후 의식적인 노력을 통해 근육을 더욱 이완된 상태로 유지할 수 있었고, 항상 단단하게 수축만 하고 있던 근육이 드디어 이완된 상태에서 회복할 시간을 가질 수 있게 되었습니다.

점진적 이완법 다음으로는 척추부신경 스트레칭(p.84)을 알려드렸습니다. 척추부신경은 흉쇄유돌근과 상부승모근을 지배하는 신경인데 이 신경 때문에 어깨 통증과 눈 주위의 통증, 귀 속의 통증이 나타났으니까요. 더해서 대이개신경 스트레칭(p.80), 마사지볼로 후두하삼각을 풀어주는 스트레칭(p.128)을 스스로 집에서 할 수 있게 알려드렸습니다.

또 치료를 할 때마다 틈틈이 "이건 제가 고칠 수 있습니다", "제가 알려드린 운동을 너무 잘해오셔서 치료가 잘 되네요", "생각보다 운동 신경이 있어요"라는 말들로 통증을 없앨 수 있다는 희망과 의지를 북돋아드렸습니다. 나을 수 있다는 믿음과 기대가 치료에 긍정적인 영향을 주기 때문입니다. 반대로 '치료해도 안 될 거야', '아, 오늘도 아프네' 하는 부정적인 생각들은 치료를 더디게 만들기도 합니다.

근육을 말랑하고 건강한 상태로 회복하고 플로싱 스트레칭과 텐셔너 스트레칭을 통해 오랜 시간 눌려서 유착된 신경을 떼어낸 것이 치료의 중요 포인트였습니다. 3개월 정도 치료 후 최경주 님은 앉아서 일을 해도 아프지 않고, 약도 주사도 더는 필요 없는 상태로 호전되었습니다. 다행히 통증이 사라진 이후 치료가 종결되어, 회사에 복직해서 잘 지내고 계실 거라고 생각합니다.

 사례 2 **허리 디스크로 오해했던 통증, 좌골신경이 원인이었다**

허리에서 나오는 신경 중에서 가장 큰 신경은 좌골신경입니다. 그동안 유튜브에서 소개해온 여러 부위의 신경 순환 스트레칭들이 있는데, 그중에서도 좌골신경통에 관련된 영상 2개가 인기가 있습니다. 600개가 넘는 댓글이 달려 있고, 대부분 '생각보다 너무 빨리 증상이 좋아졌고 잠을 못 잘 정도로 아프던 통증에서 벗어날 수 있었다'라는 감탄과 기쁨의 내용입니다. 그만큼 간단하게 따라 할 수 있고 효과도 아주 좋은 동작들이죠. 병원에서도 많은 허리 통증 환자의 치료에 좌골신경 스트레칭을 적용하고 있으며, 통증을 바로 잠재우는 효과에 환자 분들의 만족도가 높습니다.

여러 허리 통증 케이스 중 기억에 남은 케이스를 소개해보려고 합니다. 50대 남성 정진원 님은 허리 통증과 다리로 내려가는 저림 증상을 호소했습니다. 운전기사 일을 하면서 오랫동안 차에 앉아서 대기하거나 운전하는 일이 많은데 특히 오른쪽 허리부터 종아리가 당기면서 아파 힘들다고 하더군요.

"심할 때는 차에서 일어나는 것도 너무 힘들어서 문을 잡고 일어나야 해요. 운전하는 동안은 뻐근하고 묵직하다는 느낌인데 운전석에서 일어나려고 하면 허리에 힘이 안 들어가고 엉덩이, 허벅지가 아파요. 어렵게 일어나도 허리가 바로 안 펴져서 어정쩡하게 걷다가 조금 걷고 나서야 허리가 조금 펴집니다. 허리를 숙이면 엉덩이부터 다리까지 쫙 전기가 통하는 것처럼 땡기고 아파서 양말이나 신발을 신을 때는 천천히 겨우 신어요"

오래 앉아 있다가 일어날 때 허리가 잘 펴지지 않는다는 설명을 듣고 장요근에 문제가 있을 것이라고 생각했습니다. 하지만 엉덩이 통증과 허벅지 뒤쪽의 저림은 장요근 이상만으로는 설명이 되지 않았습니다. 엉덩이와 허벅지 쪽으로 뻗어나가는 통증의 양상이 저리고 예민한 것으로 보아, 신경과 관련된 통증으로 보였습니다.

이런 경우에는 허리에서 나가는 신경이 눌리는 디스크 탈출증이나 척추관 협착증을 먼저 의심하게 되는데, 정진원 님은 협착이 약간 있긴 했지만 전형적인 협착으로 인한 통증과는 좀 달랐습니다. 척추관 협착증은 걸을 때나 서 있을 때 증상이 더 두드러지지만 정진원 님은 오래 앉아 있거나 앉아 있다가 일어나려고 할 때, 다시 말해 엉덩이와 다리 근육이 많이 쓰일 때 증상이 나타났죠. 아무래도 엉덩이 근육인 이상근이 좌골신경을 누르는 이상근증후군과 그로 인한 좌골신경통일 확률이 높다고 판단했습니다.

먼저 배부터 치료를 시작해나갔습니다. 고관절 앞쪽에서 뭉치고 짧아진 장요근의 길이를 원래대로 되돌려야 허리를 더 쉽게 펼 수 있으니까요. 동시에 허리에서 시작되어 엉덩이를 지나 허벅지 뒤쪽과 종아리까지 이어진 좌골신경을 누르는 이상근을 마사지하며 쭉쭉 늘였습니다. 먼저 장요근이 이완되고 나니 앉았다 일어나는 게 편해지고 허리를 바로 세울 수 있게 되었고, 이상근 주위 근육과 신경의 유착을 제거하는 마사지를 적용하니 엉덩이와 허벅지 쪽에 저리고 찌릿한 증상도 서서히 줄었습니다.

2주의 치료 뒤 정진원 님은 "선생님, 진짜 많이 편해졌어요. 요즘은 허리 숙이는 게 좀 편해져서 양말이나 신발도 잘 신어요. 그런데 아직 허벅지와 엉덩이가 저릿저릿 하면서 먹먹해요. 완전히 좋아진 것 같지는 않아요"라고 상태를 설명했습니다.

고관절을 앞쪽에서 구부리는 근육인 장요근과 뒤쪽에서 당기는 근육인 이상근에 대한 치료와 스트레칭을 하자, 고관절의 움직임이 좋아지고 그로 인해 허리 근육과 관절의 부담이 줄어서 상태가 좋아지는 중이었습니다. 하지만 아직 엉덩이와 허벅지에 신경 증상이 남아 있는 걸로 보아, 좌골신경에 달라붙은 유착이 완전히 제거되지 않은 걸 확인할 수 있었죠.

이때부터 좌골신경을 회복시키는 신경 스트레칭을 알려드렸습니다. 단, 처음부터 텐서너 스트레칭을 하기에는 신경이 예민해져 있고 통증이 심했기 때문에 스스로 강도를 조절하며 당기기 쉬운 좌골신경 플로싱 스트레칭(p.104)부터 해보길 권했습니다.

좌골신경 플로싱 스트레칭을 알려드리자 갸우뚱 하며 "알려주셔서 하긴 하는데 자극이 별로 없어요. 어디가 땡기지도 않고요"라는 말을 했습니다. 저는 "이 운동이 진짜 좋은 운동이에요. 자극이 없게 하려고 일부러 목을 뒤로 젖히는 동작이에요. 뇌에서 시작된 신경을 너무 팽팽하게 당기지 않으려고요. 이렇게 느슨하게 만든 다음에 다리 쪽의 신경만 잘 움직이면 근육과 신경이 유착된 부분들이 정말 부드러워져요"라고 원리를 간단히 설명하며 20회를 따라 해보게 했습니다.

다시 허리를 앞으로 숙이라고 하자 "선생님! 원래 앞으로 숙이면 손끝이 발목까지도 내려가기 힘들었는데 지금 몇 번 하고 하니까 손가락이 바닥에 닿아도 다리가 안 땡겨요!"라며 깜짝 놀라셨습니다. 이런 반응을 예상은 했지만 직접 보는 것은 항상 기분 좋습니다. "그것 보세요, 자극이 강하고 많이 당기는 동작만 좋은 게 아니죠?"라고 대답하며, 집에서 치료하면서 알려드린 좌골신경 플로싱 스트레칭과 더불어, 엉덩이와 고관절을 풀어주는 '엎드려서 무릎 굽히고 척추 펴기(p.180)'를 숙제로 해오라고 말씀드렸죠.

그러자 호전 속도가 더 빨라졌습니다. 일주일에 두 번씩 한 달 동안은 당장 아픈 곳을 고치는 데 필요한 스트레칭들을 배우고, 그다음 한 달 동안은 일주일에 한 번씩 그때 필요한 스트레칭을 새로 알려주는 식으로 치료를 진행하면서 서서히 스스로 몸을 관리하고 통증을 다스릴 수 있게 만들어드렸습니다.

정진원 님의 경우, 추간공 협착이 있긴 했지만 주된 원인이 디스크 탈출이나 추간공 협착이 아니었기 때문에 고관절과 주변의 근육, 그 아래를 지나는 신경을 순환시키는 스트레칭만으로 드라마틱하게 증상을 고칠 수 있었습니다.

허리가 아플 때 많은 사람들이 허리만 마사지하고 스트레칭하죠. 하지만 꼭 허리에서 시작된 신경들을 함께 살펴봐야 합니다. 이번 케이스는 허리 뒤에서 눌린 좌골신경이 문제였지만 허리 앞으로 지나는 대퇴신경도 함께 짚어보는 것이 좋습니다. 오랫동안 허리가 아픈데 정확한 원인을 찾지 못한 경우, 앞으로 소개할 좌골신경과 대퇴신경 그리고 두 신경에서 뻗어나오는 다른 신경들을 순환시키는 스트레칭을 해보세요.

 사례 3 잠도 못 잘 만큼 심각하던 손의 저림에서 벗어나다

"선생님, 저는 손이 땡땡 부어서 터질 거 같아요. 평소에도 팔과 팔꿈치, 손에 뻑뻑한 느낌이 계속 드는데 잘 때 특히 더 심해지고 자다가 손이 터질 것 같고 저려서 자꾸 깨요. 2시간 정도 자다가 중간에 일어나서 팔과 손을 주무르다가 다시 잠듭니다. 주사치료도 받았는데 효과가 없었어요. 어떤 병원에서는 목 디스크 때문이라고 목에 주사를 놓고, 어떤 병원에서는 목에서 나오는 신경이 근육에 눌렸다고 사각근에 주사를 놓기도 했는데 둘 다 크게 효과는 못 봤어요. 잘한다는 마사지샵도 가보고 운동치료센터도 가봤는데 큰 변화는 없었습니다. 1년 전쯤 운동을 좀 해야겠다는 생각에 자전거를 많이 탔는데 그게 화근인 것 같아요. 한 번에 3시간 정도씩 타고, 서울에서 남양주까지 오가며 무식하게 운동했죠. 자전거를 제대로 배우지 못하고 그냥 탔는데, 그때 핸들을 너무 꽉 쥐고 오래 타서 이런 증상이 생겼나봐요!"

40대 박성원 씨는 손이 저리고 아픈 지 1년 정도 됐다고 했습니다. 인쇄소에서 일을 해서 무거운 물건을 많이 들고, 손을 많이 써서 팔과 손이 아프니 너무 힘들다고 했습니다. 그래도 일을 하면서 손을 쓸 때는 조금 덜 아픈 것이 다행이라는 말도 덧붙였습니다. 일과 중에는 덜하고 밤에 잘 때 가장 아픈 손의 통증, 무엇이 문제일까요?

치료를 위해 팔과 팔꿈치, 손, 손가락 그리고 목과 어깨, 등을 만져보고 나서 저는 상체의 근육들 때문에 신경과 혈관이 눌려 순환에 방해를 받았을 것이라는 판단을 내렸습니다. 1년 정도 아팠으면 벌써 유착도 많이 생겼을 거고요.

콕 짚어서 검지손가락과 가운뎃손가락, 약손가락이 아프면 정중신경에서 문제의 원인을 찾으면 됩니다. 만약 약손가락과 새끼손가락이 아프면 척골신경, 엄지손가락과 검지손가락이 아프면 요골신경을 살펴봐야 하고요. 이런 식으로 특정 손가락이나 부위가 아프면 문제가 발생한 신경이 어디인지 찾기 수월합니다. 하지만 박성원 씨의 경우는 그게 아니었습니다. 특정 신경의 문제가 아니라면 어떤 것이 문제일까요? 손이 저리고 팔이 아픈 것은 목 디스크의 대표적인 증상 중 하나이기 때문에 대부분 목 디스크를 의심합니다. 하지만 박성원 씨는 목을 움직이거나 목에 압력을 가했을 때 별다른 변화가 없었기 때문에 목 디스크는 아니었습니다.

특정 신경의 문제도 아니고 목 디스크도 아니라면 나뭇가지처럼 뻗어나가는 신경들의 줄기 부분에 집중해봐야 합니다. 그리고 팔과 손의 신경 줄기는 목에 있으니 목을 확인해봤습니다. 목에서 시작해 손끝으로 가는 굵은 신경 줄기인 상완신경총은 정중신경, 요골신경, 척골신경으로 나뉘어 손끝까지 연결되어 있습니다. 이 신경들은 겨드랑이, 위팔(어깨에서 팔꿈치까지의 부위)의 안쪽과 바깥쪽, 팔꿈치가 접히는 면과 뒷면, 아래팔(팔꿈치에서 손목까지의 부위)의 손등 쪽과 손바닥 쪽으로 뻗어 손목에서 근육들 사이의 좁은 공간을 통과해 손끝까지 이어집니다.

손목과 손가락을 움직일 때 팔꿈치와 아래팔의 여러 근육들을 쓰는데 이 근육들이 필요 이상으로 단단하게 뭉치면 그 사이를 지나는 신경이 부드럽게 미끄러지지 못하고 근육들과 딱 붙어버리는 유착이 일어납니다. 근육에 눌려서 신경 순환도 어려워집니다. 박성원 씨도 단단해진 목과 어깨 근육이 신경을 누르다가 유착이 생긴 경우였습니다. 신경이 자유롭게 미끄러지지 못하게 되어 통증과 저림 증상이 나타난 상황이었죠.

원래는 신경이 미끄러지듯 잘 움직이면 특정 부위의 근육에 눌려 압력을 받더라도 이어져 있는 신경의 다른 부분으로 압력을 분산할 수 있습니다. 신경이 자유롭게 움직이지 못한 부분을 찾아 근육과 신경 사이의 유착을 제거하는 치료가 시급했습니다. 그러고 나서 신경 스트레칭 중 척골신경 플로싱 스트레칭(p.92)을 알려주고 집에서 꼭 하라는 말도 덧붙였죠. 특히 정중신경을 누르는 손가락의 심부굴곡근이 굵어져 있어서 정중신경 플로싱 스트레칭(p.96)을 강조해서 알려드렸습니다.

두 번째 만남에 박성원 씨는 "어제는 4시간이나 통으로 잤어요! 치료 효과가 있었던 거 같아요!" 하며 놀라워했고, 저는 맞춤으로 처방한 신경 스트레칭을 자기 전에 한 번씩 쭉 따라 하라는 말을 했습니다. 세 번째 치료 이후로는 자다가 중간에 깨지 않았고 점점 낮에 일하는 동안 저림 증상과 손가락이 굳어지는 느낌도 줄어들었다고 해서 2개월 만에 치료를 끝냈습니다.

이 케이스에서 통증의 원인을 파악할 때 '낮에 근육을 쓰는 동안은 잘 때보다 느끼는 통증이 덜했다'라는 점에 주목했습니다. 근육이 움직일 때 다시 말해, 순환이 촉진되는 동안에는 덜 아픈 걸로 보아 신경 순환에 특히 문제가 있다고 판단할 수 있었습니다. 하지만 문제의 원인인 근육과 신경의 유착이 그대로라서 근육이 움직이지 않을 때 다시 아파진 것입니다.

박성원 씨가 오랫동안 통증과 저림 증상에 시달린 이유에 대해 생각해봤습니다. 사실 이유도 간단합니다. 문제의 원인을 엉뚱한 데서 찾았기 때문이죠. 손으로 내려가는 상완신경총에 문제가 생겨서 손이 저린 것인데, 목 디스크나 협착 때문이라고 오인해서 그에 맞는 치료만 한 것입니다. 그러면 아주 조금 호전이 될 수는 있어도 근본적인 문제가 해결되지 않기 때문에 통증이 계속 재발하죠. 이처럼 몸에 나타난 증상의 원인을 파악할 때는 공식처럼 굳어진 일반적인 '문제 - 해결책'만 떠올려서는 안 됩니다. 몸은 A가 고장났다고 해서 부품 a를 갈아끼우면 다시 돌아가는 기계가 아니니까요. A라는 현상에 b, c, d, e, f가 함께 영향을 끼치기도 하는 유기체라는 점을 기억해야 합니다.

자주 접지르던 발목을 신경 가동성 운동으로 강화하다

"어렸을 때부터 오른쪽 발목을 자주 삐끗하기는 했어요. 걸을 때는 아무렇지 않다가 갑자기 뛰면 발목에 바늘로 쑤시는 듯한 날카로운 통증이 느껴지다 괜찮아졌고요. 작년 가을에는 계단에서 구르면서 발목이 바깥으로 완전히 꺾였어요. 다행히 뼈가 부러지거나 금이 가지는 않았는데, 인대가 약간 찢어졌다고 하더라고요. 깁스를 몇 주 하다가 그 이후로는 6개월 정도 발목에 적외선을 쏘며 찜질하고, 저주파를 흘려보내는 등의 물리치료를 받았어요. 빠르게 걷는 것도 힘들었는데 점점 발목에 힘이 돌아오니까 이젠 달리기만 빼고는 예전처럼 걸어다닐 수 있게 됐어요. 그런데 얼마 전, 휴대폰을 보면서 걷다가 전에 다쳤던 오른쪽 발목을 살짝 접질렀어요. 그 뒤로 발목이 욱신거리고 무릎도 걸을 때마다 삐걱거리면서 아파요. 허리도 뻐근한 것 같고요. 예전에 받았던 물리치료를 다시 받아봐도, 진통제를 먹어도 계속 아픈데 어떻게 방법이 없을까요?"

　30대 중반의 김연지 씨는 크게 다친 이후로 발목이 자주 삐끗하고 약해진 것 같다는 말을 했습니다. 오랫동안 병원에서 치료를 받으며 회복이 되었다고 생각했지만 사실 통증만 나타나지 않았을 뿐이죠. 설명을 듣고 나서 찬찬히 살펴보니 발목에 깁스를 하면서 약해진 다리 근육이 발목 주변을 지나는 신경들과 유착되어 있었습니다. 그래서 아무리 물리치료를 받아도 유착된 신경에 쌓인 염증(발목 염좌)이 사라지지 않아 걸을 때마다 발목이 아팠던 것이고, 발목 근육의 힘이 떨어진 상태여서 더 쉽게 삐끗한 것이죠. 발목이 제대로 힘을 받지 못하기 때문에 그 힘을 무릎과 허리가 대신 받아야 돼서 갑작스럽게 늘어난 압력에 무릎과 허리에도 통증이 나타난 것이었고요.

　세 가지 치료를 동시에 진행해야 하는 상태였습니다. 첫 번째로 근육과 신경이 달라붙은 유착을 해결하고, 두 번째로 근육의 힘을 키워주며, 세 번째로 신경이 탄탄해진 근육 사이의 활주로를 유연하게 미끄러질 수 있게 움직여주는 치료를 시행하기로 했습니다. 물리치료를 함께 진행하면서 김연지 씨에게 일주일 동안 집에서 매일 1분씩 정강이에서 발목, 발등으로 이어진 비골신경 플로싱 스트레칭과 텐셔너 스트레칭(p.110~113)들을 하라고 말씀드렸습니다.

　너무 간단한 스트레칭 처방에 반신반의하며 돌아간 김연지 씨는 일주일 뒤 예약된 치료 시간보다 일찍 병원에 도착해 있었습니다. 치료를 시작하며 그동안 발목과 무릎, 허리의 통증이 어땠는지 묻자마자 신기하게도 발목의 힘이 세진 것 같다는 이야기를 전해왔습니다. "발목이 불안하고 힘이 빠지는 느낌이 점점 없어지고 있어요! 또 지난 일주일

동안은 날카로운 통증이 한 번도 없었어요"라고요. 걸을 때마다 삐걱거리던 무릎과 뻐근한 허리도 어느새 편해졌다는 말을 덧붙였습니다.

무릎 아래에서 종아리를 지나 발목으로 이어진 비골신경의 유연성과 움직이는 범위(가동 범위)를 넓히자 자연스럽게 발목의 힘이 강해지면서 근육과 신경의 유착이 해결되고 염증이 사라진 것입니다. 그러니 발목 염좌로 인한 욱신거리는 통증이 사라지고, 걸을 때 발목이 적절하게 충격을 흡수하자 무릎과 허리도 회복된 것이죠. 점차 김연지 씨는 물리치료를 받으러 오는 횟수를 줄여나가다 2개월 후 발목 치료를 마쳤습니다.

그 이후 김연지 씨는 발목 통증 대신 허리가 아프거나 자고 일어나서 목에 담이 걸릴 때 찾아와 치료를 받습니다. 1년쯤 지나 처음 만났던 장면이 떠올라 "그때 아프다고 했던 발목은 요새 어떠세요?"라고 물으니 "아, 발목! 마지막으로 삐끗한 게 언제인지도 모르겠어요. 아프지도 않고요. 제 발목이 원래 어렸을 때부터 약하고 잘 삐는 건 줄 알았는데 이젠 안 아프네요?" 하셨습니다. "그래도 한 번씩 생각이 나면 그때 알려드린 비골신경 스트레칭을 해주세요" 하며 저도 웃었습니다.

사례 5 10년간 시달린 발바닥 통증, 족저근막염이 아니었다?

백화점의 가구매장에서 근무하는 50대 여성 이진경 님은 발바닥이 아파서 내원하셨습니다. 통증을 덜어보려고 운동도 많이 하고 특히 수영을 오래 하셨답니다. 10여 년간 발바닥이 갈라지는 느낌과 화끈거리고 타는 듯한 통증을 느끼며 생활했는데, 여러 치료를 받았어도 도통 나아지지 않아서 어느새부터 병원에 발걸음을 끊었다고 합니다. 너무 오래 아팠기 때문에 이제 발바닥 통증은 만성이라고 받아들인 채 치료를 거의 포기한 상태였습니다. 그런데 마침 저에게 치료를 받고 호전된 따님의 계속되는 추천에 못 이겨 병원에 오셨죠.

"세상에, 안 해본 치료가 없어요! 발바닥에 침도 맞았다니까요. 아파도 참아가며 1년이나 맞았는데 좋아지는 것 같더니 똑같았어요. 주사도 맞고 체외충격파치료도 오래 받았죠. X-ray 검사를 해보면 그렇게 안 좋은 상태도 아니라는데 도대체가 낫질 않아요. 걸을 때 발뒤꿈치가 바닥에 닿으면 아프고, 특히 아침에 더 아파요. 가는 병원마다 족저근막염이라는데 어떤 병원에서는 X-ray 사진이 너무 깨끗해서 족저근막염이 아니라고도 하고…. 병명이 뭐든 치료는 안 돼서 그냥 제 오른발은 이렇게 아픈 채로 살아야 되나 싶어요. 그런데 조금이라도 덜 아파보려고 이것저것 해보다가 수영도 했는데 물에 발이 들어갈 때 오른발, 왼발 느낌이 달라요. 오른발에 전기가 통하듯 찌릿한 느낌이 나는데 처음 물에 들어갈 때만 그러고 나중엔 조금 나아져요. 아무튼 오래 서 있다 보면 더 아프고, 어떨 때는 종아리와 엉덩이까지 아플 때가 있어요"

X-ray 사진과 진료 기록을 보고, 족저근막염이 아닐 수도 있다는 생각을 했습니다. 족저근막염으로 10년이나 아팠으면 대부분 X-ray 사진에 뼈가 가시처럼 뾰족하게 자라나온 골극이 보이는데 깨끗했습니다.

우선 좌골신경이 내려오는 경로들을 확인하고 만져보았습니다. 좌골신경이 내려오면서 근육에 눌리기 쉬운 부분들이 예민해져 있고 통증이 있었습니다. 특히 발목 안쪽 복숭아뼈 아래에 있는 발목터널(Tasal Tunnel)에서 민감한 압통점이 발견됐죠. 좌골신경에서 갈라진 경골신경이 발바닥과 발뒤꿈치로 내려갈 때 발목에서 통과하는 부분, 즉 발목터널이 있습니다. 여기서 경골신경이 발목인대에 눌리기 쉽습니다.

10년 동안 족저근막염 치료를 받았던 이진경 님은 사실 족저근막염이 아니라 발목터널증후군(Tasal Tunnel Syndrome)을 앓고 있던 것이죠. 발뒤꿈치로 가는 신경이 인대에 눌려 아팠던 것이었습니다.

원인을 알고 나니 치료는 간단했습니다. 발목 안쪽에서 발목터널을 덮고 있는 굽힘근 지지띠(Flexor Retinaculaum; 기관이나 조직의 위치를 고정해주는 구조 또는 인대)를 풀어주는 도수치료를 하고, 그 아래에서 눌려 유착이 있을 거라고 의심되는 경골신경을 움직이는 플로싱 스트레칭(p.114)과 텐셔너 스트레칭(p.115)으로 움직이도록 만들었습니다.

이진경 님은 다시 오셨을 때 밝아진 표정으로 저를 맞아주셨습니다. "첫날 치료를 받고 정말 많이 좋아졌어요! 치료받은 날과 다음날까지 발뒤꿈치가 별로 안 아프고, 3일째부터 통증이 아예 사라졌어요!"라는 말과 함께 말이죠. "엉겨붙어 있던 조직을 떼어놓고 신경을 움직이면서 좋아졌나봐요. 하지만 한 번에 유착이 다 제거되지 못하니까 풀고 나면 조금 좋아지다가 다시 아픈 상태로 돌아가기를 반복할 거예요"라고 설명하면서 앞으로 통증이 나아질 것이라는 기대를 심어드렸습니다.

이처럼 신경치료는 문제를 일으킨 정확한 부위를 찾으면 변화가 바로 느껴집니다. 다만 오랫동안 눌려 있으면서 약해진 신경이 다시 정상 신경으로 회복되기까지는 시간이 다소 필요합니다. 이때 회복에 걸리는 시간을 단축시켜주는 것이 신경 스트레칭입니다.

이후 치료를 10회 정도 진행하는 동안 통증이 감소되는 시간이 점차 늘어나면서 나중에는 발목보다는 종아리와 엉덩이 쪽의 치료에 더 집중했습니다. 신경은 한 부분이 눌려서 순환이 막히면 그 신경이 시작한 뿌리 부분까지 굵어진다는 특징이 있기 때문입니다. 발목터널에서 눌린 경골신경이 위로 뻗어 연결된 좌골신경까지 영향을 줍니다. 그래서 경골신경 플로싱과 텐셔너 스트레칭으로 발뒤꿈치 통증을 완화시키면서 좌골신경 플로싱 스트레칭 1과 2(p.104, 106), 텐셔너 스트레칭 1과

2(p.105, 107)를 병행하여 허리와 엉덩이, 종아리까지 가벼워지도록 치료 범위를 넓혀나갔습니다. 10년간 이진경 님을 괴롭혀온 발바닥 통증을 없애는 것에서 나아가 앞으로 오래 서서 일을 해도 건강한 다리가 되도록 말이죠.

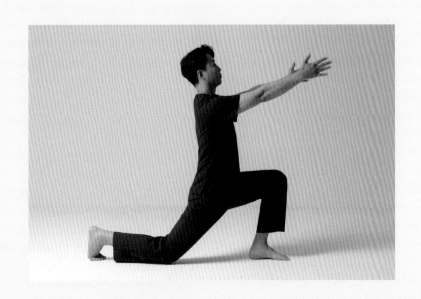

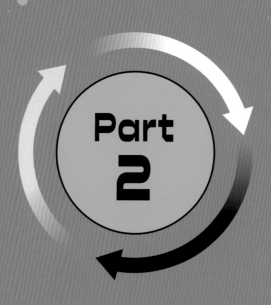

Part
2

통증을
뿌리 뽑는
신경 순환
스트레칭

살면서 누구나 한 번쯤은 신경 손상을 입는다

국제통증연구학회(IASP; International Association for the Study of Pain)의 발표에 따르면 신경 손상의 원인은 다음과 같습니다.

○ 수술 후

○ 외상 후

○ 허리의 신경근병증(허리 디스크 또는 협착증)

○ 목의 신경근병증(목 디스크 또는 협착증)

○ 복합부위통증증후군(CRPS; Complex Regional Pain Syndrome)

○ 말초신경병증

○ 대상포진 후 신경통

○ 환상통

○ 항암치료 후 신경병증

○ 당뇨성 신경병증

○ 기타(알 수 없는 경우)

위에서 나열한 신경 손상의 원인 중 단 하나도 겪지 않고 평생 살 수 있는 확률이 얼마나 될까요? 거의 제로에 가깝다는 생각이 듭니다. 살면서 수술 한 번 안 할 수 있을까요? 넘어지거나 부딪히는 외상, 허리나 목 디스크·협착증, 대상포진도 누구나 한 번쯤은 겪을 수 있는 질환이죠. 확률은 조금 더 낮지만 절단으로 인한 환상통이나 항암치료 후 신경병증, 당뇨성 신경병증, 복합부위통증증후군도 나에게 해당되지 않을 거라는 보장은 없습니다.

이처럼 여러 가지 이유로 신경은 손상될 수 있습니다. 하지만 손상을 입어도 대부분 회복됩니다. 이때 더 쉽고 빠르게 회복하려면 신경의 움직임과 순환을 촉진하는 운동이나 스트레칭을 병행하는 게 좋습니다. 다만 이 책에서는 신경에 손상을 입은 병적인 상태로 넘어가기 전, 건강한 상태와 질병을 앓고 있는 상태 사이의 '준건강 상태'에서 스스로 통증을 관리할 수 있는 신경 스트레칭을 소개하고 있습니다. 사람마다 통증의 부위와 정도가 다르고, 스트레칭을 적용할 때는 섬세한 조절이 필요하기 때문에 잘 읽어보고 신경 스트레칭을 해보세요. 만약 통증이 완화되지 않거나 이미 질병 수준으로 불편한 증상·통증이 진행되었다면 병원에 가서 의료 전문가의 정확한 진단과 세심한 치료를 받아야 합니다.

앞서 나열한 신경 손상의 원인 중 일상생활을 할 때 가장 흔히 겪을 수 있는 말초신경병증에 대해 자세히 설명해보겠습니다. 말초신경은 뇌와 척수를 제외한 모든 신경성 구조물을 가리키는데, 손상을 입으면 감각 이상이나 운동 이상 증상이 나타납니다. 쉽게 말해, 자극을 느끼고 뇌로 전달하는 감각 기능과 근육을 움직이도록 명령하는 운동 기능에 문제가 생긴다는 뜻입니다.

신경 손상으로 인한 감각 이상에는 저리고 찌릿하고 당기는 느낌 또는 뭔가 불쾌한 느낌, 아예 아무런 감각이 느껴지지 않는 증상이 있습니다. 손상이라고 하니 왠지 큰 부상을 떠올리게 됩니다. 하지만 신경이 주변 근육에 살짝 눌리는 경우도 정상적으로 근육 사이를 움직이지 못하게 되는 것이니 일종의 손상이라고 봅니다.

운동 이상 증상에 대해서도 알아볼까요? 신경이 손상을 입으면 근력이 약화되거나 근육이 잘게 떨리는 증상, 경련, 심한 경우에는 위축까지 나타납니다. 예를 들어, 눈 밑이 움찔거리고 떨릴 때 "마그네슘이 부족해서 그렇다"라는 말을 들어보았을 겁니다. 가장 흔한 원인이기 때문에 그렇게 말하지만 안면신경에 문제가 생겨도 눈 밑이 떨립니다. 커피의 카페인이 안면신경을 자극해서, 뇌혈관에 안면신경이 눌려서, 동맥이 딱딱해지고 좁아진 바람에 안면신경을 눌러서, 갑상선기능항진증 때문에 신경이 과도하게 흥분해서 등 원인은 의외로 다양합니다.

말초신경병증을 가진 사람들의 일반적인 특징은 아래와 같습니다. 전부 해당될 수 있고, 몇 가지에만 해당될 수도 있으니 한번 체크해보세요.

말초신경병증의 증상

○ 타는 듯한, 쑤시는 듯한, 날카로운, 전기 충격을 받는 듯한 통증이 나타난다.

○ 통증이 자극과 상관없이 지속으로 나타나는데, 발작성 통증처럼 갑자기 나타나기도 한다.

○ 통증과 함께 따끔따끔한, 저릿저릿한, 근육에 힘이 없는 증상이 찾아온다.

○ 피부의 감각이 이상하다.

○ 벌레가 기어가는 듯한, 무겁고 징 울리는 듯한 감각 이상 증상도 함께 나타난다.

○ 신경조직을 압박하는 특정 자세나 동작이 있고, 통증이나 증상이 악화되거나 완화되는 패턴이 있다.

○ 통증이 매우 심하며 과하게 민감하다(=쉽게 생기고 오래 간다).

○ 비스테로이드성 약물로는 차도가 적고, 항경련제나 항우울제가 효과를 낸다.

만약 위와 같은 증상이 있으면 신경이 움직이는 범위를 넓히는 스트레칭을 하는 게 좋습니다. 스트레칭을 했을 때 증상이 줄어든다면 그 동작을 꾸준히 하고, 만약 증상이 심해지거나 차도가 없으면 다른 원인을 찾아보거나 병원을 찾아가 치료받기를 권합니다.

자가진단 외에도 병원에서 말초신경병증을 구분하는 방법들도 설명해보겠습니다. 말초신경병증이 있으면 아래와 같은 양상이 나타납니다.

1. 움직임 검사에 반응이 있다

▶ 움직임을 통해 신경이 늘어나는 자세에서 통증이 재현되는지 체크한다. 신경 스트레칭을 했을 때 자극이 심하게 오거나 통증이 생기는 경우인지 본다.

2. 촉진(신경을 직접 눌러서 하는 진단)을 해본다

▶ 통증과 연관이 있는 신경을 눌러서 통증이나 증상이 나타나는지 확인한다. 예를 들어, 쇄골 위쪽의 상완신경총이 지나가는 부위나 요골신경이 통과하는 손목을 만졌을 때 통증이 생기는지 살펴본다.

3. 신경학적 현상이 나타난다

▶ 반사작용이나 감각, 근력이 정상인지 검사를 해본다. 아프지 않은 자세를 취하게 한 뒤 몸이 비뚤어졌거나 기울었는지 확인한다. 일반적으로 신경이 원인인 통증은 자세에 따라 통증이 나타났다가 사라졌다 하기 때문에 무의식적으로 통증이 없는 자세를 만드느라고 좌우 또는 앞뒤의 균형이 깨진 자세가 되어 있다(통증 회피성 보상 자세).

4. 통증이 있는 범위에 통각 과민 증상이나 이질통이 있다

▶ 아픈 부분 주위의 피부 감각이 변한다. 예를 들어, 차가운 얼음을 피부에 댔는데 차갑기보단 아프다거나(통각 과민 증상) 깃털이나 붓으로 피부를 가볍게 쓸어내렸는데 아픈 감각이 동반된다(이질통).

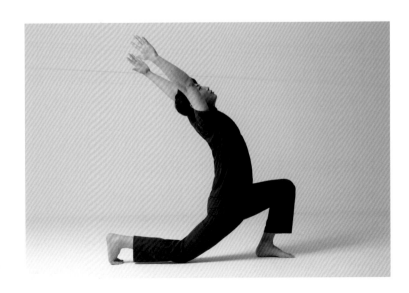

아픈 사람의 90%는
신경이 눌려 있다

저리다, 찌릿하다, 전기가 통하는 듯하다, 시리다, 화끈화끈하다, 둔하다, 띵하다, 쪼개지는 듯하다, 당긴다, 욱신욱신하다, 먹먹하다 등은 통증을 표현하는 여러 가지 말 중에 특히 신경과 관련이 높은 표현들입니다. 생각보다 많은 통증이 신경과 관련 있습니다. 뼈와 근육, 관절의 문제로 시작된 통증도 결국 신경에 영향을 주고, 신경을 비정상적으로 민감해지게 만들어 통증을 일으키기 때문입니다.

오래 컴퓨터를 보면서 일하느라 목과 어깨가 아프면 우리는 가장 먼저 목과 어깨의 근육이 뭉쳐서 아프다고 생각합니다. 하지만 치료 과정에서 신경을 함께 고려한다면 치료 기간을 훨씬 단축시킬 수 있습니다.

건강과 질병 사이, 회색지대에 있는 대다수의 사람들은 신경을 움직이는 범위를 넓혀야 합니다. 그 이유에 대해서 자세히 설명해보겠습니다. 신경은 민감한 구조로 이루어져 있습니다. 근전도 검사, 신경전도 검사 등 여러 방법으로 검사를 해봐도 이상이 있다고 나오지 않는 경우가 참 많아서 답답할 때가 있죠. 또는 검사 결과를 보면 정상 범위에 해당되지만 남보다 더 높은 민감도를 가진 사람도 있습니다. 몸의 상태를 무 자르듯 딱 정상과 비정상으로 정확하게 나눌 수 없습니다. 정상과 비정상 사이 그 모호한 어딘가에 위치해 있는, 조금 더 민감해진 신경 때문에 아픈 걸 수도 있으니까요. 그럴 때 해야 할 것이 신경 가동성 운동입니다. 이 책에서는 '신경 스트레칭'이라고 소개합니다. 신경 가동성 운동이 어떻게 통증을 완화하고 없애는지 구체적으로 살펴봅시다.

신경 가동성 운동으로 얻을 수 있는 결과

1. 과민해진 신경을 진정시킨다

▶ 통증이 있다는 것은 자극의 강도가 역치보다 높았다는 것입니다. 쉽게 말해서, 일정 기준보다 자극의 세기가 높으면 통증으로 느낍니다. 오래 아팠던 부위나 다친 부위는 그 기준이 낮아져 있어서 평소에는 아프지 않은 정도의 자극도 아프다고 느끼게 됩니다. 이를 '신경이 너무 민감해져 있다', '신경이 과민해져 있다'라고 표현하는데 신경 가동성 운동으로 과민해진 신경을 진정시킬 수 있습니다.

2. 내인성 아편 물질로 진통 효과를 얻는다

▶ 신경 가동성 운동으로 신경을 움직이고 자극하면 몸에서는 자극을 억제하기 위해 엔도르핀, 다이돌핀, 카바노이드 등 여러 물질을 분비합니다. 내인성 아편 물질이라고 부르는 이 물질들은 마치 아편처럼 무통 상태를 유도합니다.

브라질 상파울루 대학교의 산토스(Fabio Martinez Santos) 교수와 연구진은 2014년, 만성 통증을 유발한 쥐 실험에서 신경 가동성 운동을 하루에 열 번, 14일 동안 한 쥐의 몸에서 통증 물질이 48% 감소되었다는 사실을 발표했습니다. 이는 신경 가동성 운동을 하면 체내에서 마약성 진통 물질이 분비되어 통증을 억제하고 통증 물질을 더 빨리 제거하여 아프지 않게 만든다는 뜻입니다.

내인성 아편 물질은 가장 강한 진통제 중 하나인 모르핀보다 진통 효과가 강하다고 합니다. 체내에서 생성된 내인성 아편 물질로 몸은 통증을 억제하고 균형을 유지하죠. 하지만 오랫동안 아파온 만성 통증 환자들은 이 기전이 활성화되지 않은 경우가 많습니다. 이때 신경 가동성 운동을 하면 내인성 아편 물질이 통증을 억제하는 기전을 깨워서 다시 정상적으로 작동하도록 자극할 수 있습니다.

3. 신경의 부종이 감소한다

▶ 아픈 신경은 자극을 받고 염증 반응이 진행된 상태기 때문에 부종이 생깁니다. 그러면 신경조직이 굵어지고, 이는 순환을 방해해서 회복을 막습니다. 이때 신경 가동성 운동을 하면 순환을 촉진해 신경에 쌓여 있는 부종을 감소시킵니다.

4. 배근신경절을 포함한 주변 조직에 항염증 효과를 낸다

▶ 염증은 가장 흔하고 대표적인 통증의 원인입니다. 2012년, 브라질 상파울루 대학교 산토스 교수와 그 동료들이 발표한 항염증에 관한 논문에 따르면 만성 통증으로 조직에 손상을 입은 쥐에게 신경 가동성 운동을 시킨 이후 척수와 주위 조직을 검사해보니 척수와 척수에서 나오는 신경의 핵이 있는 배근신경절(감각신경들의 핵이 있는 부위로 감각과 통증을 뇌로 전달한다)에서 염증이 줄어들었습니다. 이처럼 신경 가동성 운동은 염증을 감소시켜 통증을 완화합니다.

5. 말초신경계의 재생을 촉진한다

▶ 2015년, 브라질 상파울루 대학의 실바(Joyce Teixeira Da Silva) 교수와 연구팀이 발표한 논문을 보면 신경 가동성 운동은 신경성장인자(NGF; Nueral Growth Factor)를 증가시켜 말초신경의 회복에 도움

이 되었다고 합니다. 신경 가동성 운동을 시킨 쥐 그룹에서 정상 두께의 축삭(신경이 보내는 신호를 전달하는 통로. 신경조직을 싸고 있는 가장 바깥쪽의 구조물이기 때문에 신경세포의 손상이 진행될 때 가장 먼저 손상을 입는다)이 더 많이 생겼고 축삭 간 섬유화는 더 적었다고 합니다. 이는 신경의 회복이 더 효율적으로 일어난 것을 의미하죠. 말초신경은 원래 재생이 됩니다. 하지만 재생 속도가 너무 느립니다. 하루에 1~3mm 정도 회복이 되는데 그마저도 원래대로 회복되지 않고 신경끼리 꼬이고 얽힙니다. 다행스럽게도 신경 가동성 운동을 하면 말초신경의 회복 속도가 빨라질 뿐 아니라 더 건강한 신경으로 회복됩니다.

📢 내인성 아편 물질(Endogenous Morphine)

내인성 아편 물질이란 뇌에서 만들어져 우리 몸에 작용하는 마약성 화학 물질로 호르몬의 일부입니다. 통증이 극심하거나 지속적인 통증을 느낄 때 뇌는 통증을 덜 받아들이기 위해 엔도르핀, 다이돌핀 등과 같은 물질을 만들어냅니다. 자연스러운 통증 반응이지만 오랫동안 아팠던 만성 통증 환자는 내인성 아편 물질을 만들어내는 작용이 잘 되지 않아 통증 조절이 안 되고 항상 아픈 것입니다.

러너스하이(Runners' High)라는 말을 들어보셨나요? 마라톤 선수들이 자주 느낀다고 알려져 있죠. 장거리 달리기를 할 때 생기는 현상입니다. 처음 달릴 때는 너무나 힘이 들고 숨이 차며 괴롭다가 어느 순간을 지나면 속도를 유지하는 게 전만큼 힘들지 않은 상태에 들어서게 됩니다. 지속적인 달리기로 온몸의 근육들이 뇌에 통증 신호를 보내는데, 뇌는 이 통증을 억제하기 위해 마약성 물질을 뿜어내어 통증 신호를 차단합니다. 이를 러너스하이라고 부르죠. 러너스하이에 빠지면 달리기가 황홀하게 느껴지고 또 달리고 싶게 됩니다. 달리기뿐 아니라 운동에 중독된 사람들은 몸을 힘들게 했을 때 나오는 내인성 아편 물질의 경험에 빠져 있는 상태라고 볼 수 있습니다.

근육의 유연성보다 중요한
신경의 가동성!

근육의 유연성이 중요하다는 사실을 모르는 사람은 거의 없을 겁니다. 유연한 근육은 부상과 통증을 예방하고 바른 자세와 동작을 가능하게 만듭니다. 신경은 어떨까요? 안타깝게도 신경이 중요하다는 사실은 널리 알려져 있지 않습니다. 하지만 생각보다 신경이 잘 움직이는지 아닌지의 여부와 어디까지 움직이는지는 근육이 유연하느냐 아니냐의 문제보다 중요합니다.

신경은 우리의 모든 움직임을 가능하게 합니다. 뇌의 명령을 근육에 전달하는 것 이상으로 신경은 하는 일이 많습니다. 어떤 동작을 하고 있다고 생각해봅시다. 신경은 관절과 인대, 근육들이 함께 유기적으로 움직여 동작을 이루는 상황에 대한 신호를 뇌로 보내고, 뇌는 그 정보를 바탕으로 움직임을 인식하거나 수정합니다. 이런 과정을 감각 운동 영역의 통합이라고 부릅니다.

감각 운동 영역이 통합되는 과정은 신경근의 작용이 없으면 아예 가능하지 않기 때문에 정확하게 몸을 움직일 수 없고, 근육을 섬세하게 조절할 수 없게 됩니다. 조절만 안 되는 게 아닙니다. 신경이 근육을 제대로 움직이지 못하여 질환으로 발전되는 경우도 많습니다. 예를 들어, 팔을 들어올릴 때 어깨뼈와 팔뼈가 마찰되어 염증과 통증을 일으키는 어깨충돌증후군이나 엉덩이 근육과 허벅지 뒷면 근육의 힘이 쇠퇴하고 기능이 떨어지는 엉덩이기억상실증처럼 근육의 불균형 증상들이 생깁니다.

근육이 아무리 멀쩡해도 그 근육을 섬세하고 정확하게 조절하는 신경이 제대로 기능을 하지 못하면 근육도 제 기능을 못한다는 뜻입니다. 또한 근육이 유연해도 신경의 민감성이 너무 높아져 있으면 근육이 충분히 늘어나기 전 신경에서 먼저 통증을 느낍니다. 그러면 신경의 가동 범위가 줄어들어 관절이 움직이는 범위까지 줄어들게 만듭니다. 그 결과, 근육도 점점 원래 움직일 수 있는 범위까지 움직이지 못하고 짧아집니다. 과도한 신경의 민감성이 근육의 길이를 단축시키는 것이죠. 근육에만 영향을 끼치는 것이 아니라, 나아가 근육이 감싸고 있는 관절도 경직되게 만듭니다.

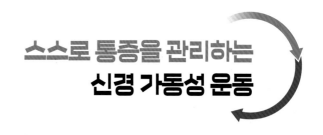

스스로 통증을 관리하는
신경 가동성 운동

통증을 스스로 관리할 수 있는 방법을 아는 것은 통증 관리에 매우 중요합니다. 심리적인 측면에서 긍정적인 기능을 하죠. 스스로 통증을 조절할 수 있으면 마음이 편안해지고, 자신감과 자기효능감도 생깁니다. 또 이러한 마음과 심리 상태는 통증에 대한 막연한 두려움과 긴장, 불안을 줄여 실제로 통증이 찾아왔을 때 삶에 영향을 덜 미치도록 도와줍니다. 통증의 강도를 더욱 약하게 인식할 수 있게 해준다는 점도 빼놓을 수 없죠.

그래서 통증을 스스로 다루는 방법을 배워야 한다고 생각합니다. 통증이 생기기 전에 미리 예방하고, 통증이 생기면 빠르게 대처하도록 말이죠. 그래야 일상생활을 정상적으로 하면서 통증에 휘둘리지 않고 우리 삶에서 더 중요한 문제들에 집중하고 즐기며 살 수 있습니다.

최근 통증 연구는 통증의 원인을 구조적인 것뿐 아니라 심리·사회적인 관점에서도 찾아봐야 한다는 경향으로 넘어가고 있습니다. 우리가 가장 쉽게 해볼 수 있는 것은 스스로 관리하여 자기효능감을 키우고 통증이 나타났을 때 생길 수 있는 두려움을 줄여나가는 대처라고 생각합니다.

통증에 대해 두려움을 느끼고 스트레스를 받을 때 활성화되는 뇌의 부위와 통증을 겪을 때 활성화되는 뇌의 부위가 같고(미국 예일대학교 의과대학의 새디 압둘라(Chadi G Abdallah)와 폴 제하(Paul Geha)가 2017년에 발표한 〈Chronic Pain and Chronic Stress: Two Side of the Same Coin?; 만성 통증과 만성 스트레스는 동전의 양면과 같다?〉라는 연구에 따르면 대뇌 속 스트레스를 관장하는 영역은 편도체, 해마, 선조체, 섬피질, 전대상피질이며 통증을 담당하는 영역과 정확히 일치한다), 그런 자극을 꾸준히 경험하면 통증을 억제하는 뇌의 부위는 수축되어 작아지고 통증을 느끼는 데 쓰이는 뇌의 부위가 점점 커져서 통증을 더욱 쉽게 느끼는 뇌로 변한다는 연구(독일 쾰른대학교에서 롤란트 이보(Roland Ivo)와 그 연구진이 2013년에 발표한 연구)도 있습니다.

이런 상황에서 스스로 통증을 관리하는 방법을 알고 통증이 생길 때마다 적용해서 바로바로 통증에 대처할 수 있다는 자신감이 생긴다면 우리는 만성 통증의 악순환에서 벗어날 수 있을 것입니다.

디스크와 추간공 협착증을 예로 들어보겠습니다. 두 질환은 모두 척추의 추간공으로 신경이 나오다가 어떤 이유로 신경이 자극받아 생기는 질환입니다. 원인에 따라 디스크가 터져서 신경을 자극하고 있으면 디스크 파열이라는 병명으로 설명하고, 척추뼈 사이의 추간공이 좁아져 신경을 누르면 협착증이라고 부릅니다. 결국 신경이 척추에서 나오는 출구에서 자극을 받는 상황이기 때문에 신경이 척추에서 나오는 출구인 추간공과 신경 사이에 생긴 염증을 잘 다스려야 합니다.

도수치료사인 저는 문제가 되는 다시 말해, 통증이 있는 부분을 직접적으로 치료하지 않고 주위의 다른 관절들을 움직여서 치료를 합니다. 그러면 결과적으로 문제가 있는 부분이 덜 움직이고 신경이 덜 자극되어 치료가 됩니다. 더해서 운동과 스트레칭을 처방해, 통증이 있는 부분과 그 주변이 단단하게 고정되도록 근력을 키워주기도 합니다.

다시 디스크와 협착증의 예로 돌아가보겠습니다. 추간공을 손으로 벌려서 공간을 만들어주거나 디스크와 신경 사이에 생긴 유착을 이완시켜주면 좋겠지만 몸 속 깊은 곳에 위치한 척추와 추간공을 손으로 치료할 수 없다는 한계 때문에 추간공 외의 다른 부분을 움직여서 치료하거나 주사치료의 힘을 빌립니다. 추간공에 소염제와 마취제를 주사해서 신경을 덜 예민하게 하고 신경 주위의 염증을 줄이는 방식으로 치료합니다. 이러한 방식의 치료는 약물을 직접적으로 주입해 증상 해결에 효과적이지만 신경과 디스크, 염증조직 사이의 유착들을 제거하거나 부어 있는 신경의 부종을 줄여주진 못합니다.

그러나 신경 가동술 운동은 다릅니다. 손이 닿지 않는 추간공에서 빠져나오는 신경을 직접 움직이고 유착을 제거하면서 디스크나 협착증을 완화시킵니다. 허리에서 시작되는 가장 큰 신경인 좌골신경을 당겼다 놨다 하며 요추(허리뼈) 4~5번, 천추(엉치뼈) 1~3번 사이의 추간공을 움직일 수 있고, 요추 2~4번은 대퇴신경을 통해 움직일 수 있습니다. 신경을 왔다갔다 하며 움직이면서 신경이 지나다니는 통로에 쌓인 불순물을 제거하는 것이죠. 게다가 이렇게 신경을 움직여서 부종을 줄여 손상된 신경의 회복 시간도 짧게 만듭니다.

이런 치료를 스스로 할 수 있으면 허리가 아프다고 '디스크인가?' 하며 덜컥 겁을 먹는 대신 바로 통증을 줄이는 방법을 적용할 수 있게 됩니다. 몸을 이해하고 통증이 발생한 상황과 원인을 파악해, 자신이 관리할 수 있는 범위를 넘어섰다고 판단되면 재빨리 병원을 찾아가는 대처도 할 수 있습니다. 무엇보다 아프지 않은 몸을 유지하며 스스로를 돌볼 수 있는 능력을 얻게 됩니다. 신경 가동성 운동을 알아두어야겠다는 생각이 들죠?

신경 가동성 운동:
플로싱 & 텐셔너 스트레칭

신경에 시작과 끝 부분이 있다고 생각해봅시다. 한쪽 끝을 당기면 느슨했던 신경이 팽팽해지면서 당긴 쪽으로 신경이 움직이고 신경의 길이도 길어집니다. 이때 당김, 저림, 찌르르함 등을 느낄 수 있고 이는 어느 정도 정상적인 반응입니다.

하지만 신경에 문제가 있다면 반응이 조금 다릅니다. 근육이나 인대 사이에서 자유롭게 미끄러져야 할 신경이 그러지 못한 상태일 때가 있습니다. 원래는 신경을 당기면 전체적으로 조금씩 나뉘어 늘어나야 하는데 특정 부분만 집중적으로 당겨지기 때문에 너무 큰 신장력(늘어나게 만드는 힘)이 발생합니다. 그러면 찢어질 것 같은 느낌, 참을 수 없을 정도의 당김, 전기가 통하는 듯 찌릿한 통증이 나타납니다. 신경에 부종이 생기거나 신체의 화학적 균형이 깨져 신경도 민감해진 경우에는 일상에서 움직이는 자연스러운 동작을 취했을 때 생기는 적절한 긴장에도 강하게 당기고 저리며 아플 수 있습니다.

다행스럽게도 위의 경우 모두 '신경 가동성 운동' 다시 말해, 신경 스트레칭으로 호전됩니다. 신경 가동성 운동은 도수치료 기법 중 하나로 신경 가동술이라고도 부르는 테크닉입니다. 근육, 근막, 관절, 인대 사이를 통과하며 이어진 신경이 비정상적으로 압박을 받아 눌리거나 과도한 자극을 받았을 때 또는 신경에 염증이 생겨서 근처의 근육, 경막(신경을 둘러싼 막) 등의 주변 조직에 엉겨붙은 유착이 일어났을 때 시행합니다. 한마디로 신경이 본래의 기능을 제대로 하지 못할 때 달라붙어 있는 주변 조직과 신경을 분리하여 신경의 가동 범위(움직일 수 있는 공간)를 넓혀주고, 신경의 활주(미끄러지는 듯한 움직임)를 원활하게 만들어주는 치료 기법입니다. 원래대로 신경이 움직일 수 있다면 찌르르한 통증이나 저림, 당김, 감각 이상·저하와 같은 불편한 증상들을 더 이상 느끼지 않게 됩니다.

앞으로 신경 가동성 운동 중 대표적인 두 가지 스트레칭을 소개할 예정입니다. 혼자 집에서 신경을 움직일 수 있는 쉬운 방법인데, 플로싱과 텐셔너 스트레칭이라고 부릅니다.

그중 플로싱 스트레칭은 신경의 양쪽 끝이 있다고 했을 때 한쪽만 당기면서 반대쪽을 느슨하게 풀어주는 스트레칭이라고 생각하면 됩니다. 신경이 너무 팽팽해지지 않도록 늘이면서 근육과 인대 사이로 잘 지나가도록 연습시켜주는 동작이죠. 이 스트레칭을 통해서 근육과 신경 사이에 생긴 유착을 완화하고 신경의 민감도를 낮출 수 있습니다. 적은 긴장으로 서서히 압박받고 있는 신경을 풀어주어 통증을 완화해주는 방법입니다.

플로싱 스트레칭을 조금 더 쉽게 이해하려면 '플로싱(Flossing)'이라는 이름처럼 치실을 떠올려보세요. 치실 양쪽 끝을 잡은 채 한쪽은 당기고, 한쪽은 슬며시 따라가주는 것처럼 신경 한쪽은 당기고 반대쪽은 따라가며 같은 방향으로 움직입니다. 치실이 이와 이 사이에 끼어 있는 찌꺼기를 제거하고, 이 사이의 공간을 넓혀주는 것처럼 플로싱 스트레칭은 신경이 치실처럼 움직여 신경이 지나다니는 공간들을 넓히고 공간 사이를 막은 유착을 떨어뜨립니다. 신경을 부드럽게 한 방향으로 움직여 마치 음식물 찌꺼기로 꽉 막힌 이 사이를 청소해주듯 말이죠.

비슷한 듯하지만 조금 다른 텐셔너 스트레칭은 신경의 양쪽 끝을 서로 반대 방향으로 당겨서 신경에 큰 자극을 줍니다. 신경을 직접적으로 늘이는 스트레스를 가하기 때문에 신경이 너무 민감해져 있거나 통증이 심한 경우에는 지양하는 것이 좋습니다.

그럼에도 텐셔너 스트레칭을 하면 좋은 경우가 있습니다. 텐셔너 스트레칭은 신경에 생긴 부종을 빼주는 데 효과가 탁월합니다. 관절의 가동 범위를 넓혀주기도 하죠. 통증을 가라앉히는 것 이상으로 신체 각 부위를 불편감 없이 잘 움직이도록 만들어주는 효과가 있어 추천되는 치료법입니다. 아주 심한 통증은 사라졌지만 아직 몸을 움직일 때 남아 있는 불편함까지 없애고 싶다면 텐셔너 스트레칭으로 신경 가동성 운동을 해보세요. 더 가볍고 유연해진 몸을 느낄 수 있을 겁니다.

신경 가동술

신경이 움직일 수 있는 범위를 넓히고, 원활하게 움직이도록 만드는 치료법.

플로싱 스트레칭

신경의 한쪽 끝을 잡아당기고 반대쪽은 느슨하게 풀어서 신경의 움직임을 원활히 만들고, 민감도를 낮춰 통증을 완화한다.

텐셔너 스트레칭

신경의 양쪽 끝을 반대로 잡아당겨서 신경에 생긴 부종을 없애고 관절의 가동 범위를 넓히며, 통증과 불편 증상을 없앤다.

한편 신경 가동성 운동을 하다가 꼭 멈춰야 할 때가 있습니다. 불편한 느낌의 강도를 기준으로 삼아 스스로 어느 정도까지 신경을 늘려야 하는지 체크하며 스트레칭을 해야 합니다. 못 견딜 정도의 통증의 점수를 10점이라고 했을 때 3~4점을 넘어가는 통증이 생기면 스트레칭을 멈추고, 통증이 느껴지지 않는 범위 내에서만 스트레칭합니다. 신경은 아주 예민하고 약한 조직이기 때문에 통증을 무시한 채 강하게 스트레칭하면 절대 안 됩니다. 스트레칭을 할 때 근육이 덜덜 떨리는 경우는 괜찮습니다. 근육을 지배하고 조절하는 신경의 능력이 더 좋아지면 근육의 떨림은 자연스럽게 사라집니다.

그러면 위의 주의 사항을 기억하며 부위별, 통증별 신경 순환 스트레칭을 해볼까요?

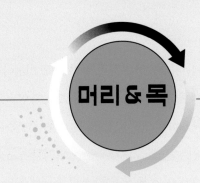

머리 & 목

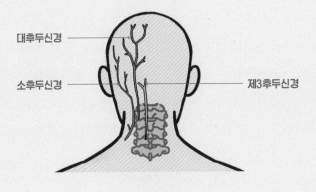

대후두신경
소후두신경
제3후두신경

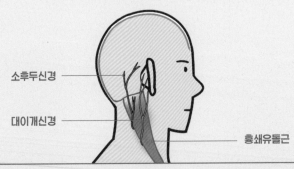

소후두신경
대이개신경
흉쇄유돌근

(((이런 증상이 나타나면 스트레칭을 하자!)))

- 머리가 띵하고 무겁다.
- 자고 일어났을 때 두통이 있고, 오래 앉아 있으면 점점 심해진다.
- 편두통이 관자놀이, 머리 옆쪽, 눈까지 불편하게 만든다.

- 뒤통수가 쿡쿡 찔리는 느낌, 찌르르한 통증이 나타난다.
- 두피가 예민해져서 만지면 아프다.
- 두피의 감각이 둔하다.

- 귀가 먹먹하고, 눈이 뻑뻑하며 침침한 느낌이 들다가 심하면 눈 주변까지 아프다.
- 자주 멀미가 나고 어지러움, 울렁거림이 느껴진다.

목과 어깨 근육이 뻣뻣해지면 목을 통로 삼아 머리로 올라가는 신경을 살펴야 합니다. 틀어진 척추와 긴장해서 딱딱하게 굳은 근육에 신경이 눌리고 자극을 받으면 머리에 통증이 나타납니다. 두통이나 눈이 빠질 듯한 안구통, 귀 주변이 찌르르한 통증이나 어지러움, 먹먹함이 느껴집니다. 쉽게 말해, 일자목이나 거북목과 같은 체형이 되면 머리와 눈, 귀에 통증이 발생하는 것이죠. 약이나 마사지로도 두통이 쉽게 사라지지 않고, 자주 찌릿하거나 당기는 듯한 감각이 느껴진다면 목에서 신경들이 눌렸는지 확인해봐야 합니다.

머리에 뻗어 있는 신경 중 두통과 연관이 있는 신경은 대후두신경, 소후두신경, 대이개신경입니다. 대후두신경은 목뼈(경추) 2~3번에서 갈라져나와 뒷목에서 정수리까지 이어진 신경인데 머리와 목이 연결되는 부분의 근육이 뭉쳐서 대후두신경이 눌리면 머리 뒤쪽에 찌릿하고 날카로운 통증이 나타납니다. 소후두신경은 뒷목에서 귀 뒤쪽으로 이어져 있는데 압박을 받으면 귀 뒤쪽이나 머리 옆쪽에 욱신거리거나 저린 듯한 통증이 느껴지고, 대이개신경이 목 옆면 근육인 흉쇄유돌근에 의해 눌리면 귀 뒤쪽에 날카로운 통증이 발생합니다.

어떤 신경이든 틀어진 목뼈와 목뼈를 지탱하느라 긴장해서 딱딱해진 근육에 의해 눌려서 문제가 생깁니다. 어깨에서 목, 머리로 연결된 근육을 풀어서 신경에 가해지는 압력을 해소하고, 원래 신경이 지나는 통로를 열어 움직임을 원활하게 만들어주면 대부분의 두통은 사라집니다.

목 뒤 누른 채
고개 돌리고 숙이기

목 뒤에서 눌린 대후두신경의 시작 지점을 스트레칭해 압력을 해소시킨다.
뒤통수의 바늘로 찌르는 듯한 날카로운 통증이 완화되며, 좌우로 잘 회전하지
않거나 앞으로 숙이는 것이 뻑뻑한 목이 유연해진다.

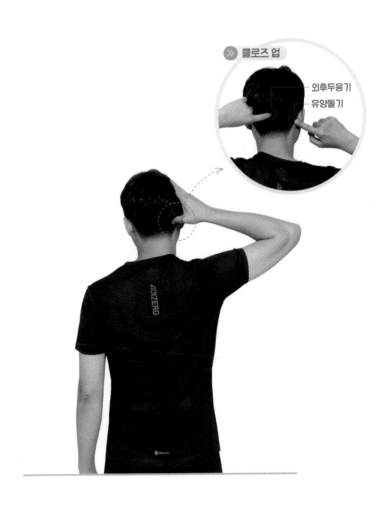

» 클로즈 업

외후두융기
유양돌기

뒤통수 한가운데에 툭
튀어나온 뼈(외후두융기)를
찾는다. 오른쪽 귀 뒤에
튀어나온 뼈(유양돌기)를
찾는다. 두 지점 가운데를
오른손 엄지손가락으로
누르고, 나머지 손가락으로
머리를 감싸듯 쥔다.

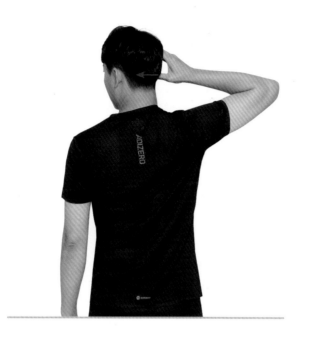

엄지손가락을 9시 방향으로
밀면서 고개를 왼쪽으로
돌린다. 시선도 왼쪽을 향한 채
10초간 자세를 유지한다.

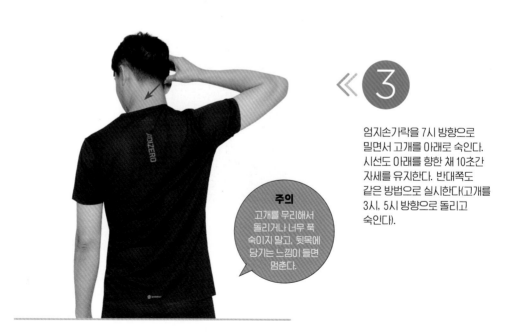

엄지손가락을 7시 방향으로
밀면서 고개를 아래로 숙인다.
시선도 아래를 향한 채 10초간
자세를 유지한다. 반대쪽도
같은 방법으로 실시한다(고개를
3시, 5시 방향으로 돌리고
숙인다).

주의
고개를 무리해서
돌리거나 너무 푹
숙이지 말고, 뒷목에
당기는 느낌이 들면
멈춘다.

목 옆 누르고 고개 돌리기

소후두신경이 눌리면 머리 옆면에 편두통처럼 쿡쿡 쑤시는 듯한 통증이 느껴지고, 귀 뒤쪽에 당기거나 욱신거리는 느낌이 나타난다. 소후두신경이 뻗어 있는 뒤통수와 뒷목 근육의 긴장을 풀어 두통과 불편 증상을 가라앉힌다.

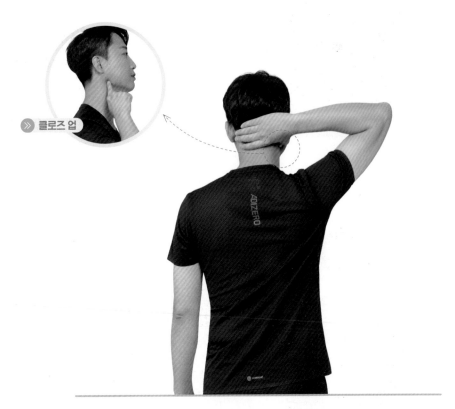

 클로즈 업

1 » 오른쪽 턱의 맨 윗부분에 있는 각진 뼈 바로 왼쪽 지점을 오른손 엄지손가락으로 누르고, 나머지 손가락으로 머리 아래와 뒷목을 감싸듯 쥔다.

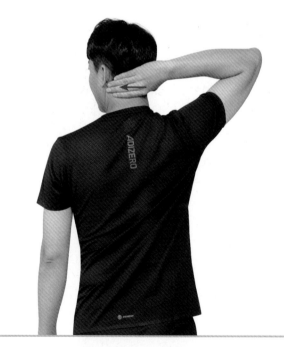

 엄지손가락을 척추 쪽으로 밀면서 고개를 왼쪽으로 돌린다.
시선도 왼쪽을 향한 채 10초간 자세를 유지한다. 반대쪽도
같은 방법으로 실시한다.

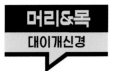
흉쇄유돌근 누른 채 고개 돌리고 기울이기

10회

목 옆의 굳은 흉쇄유돌근이 대이개신경을 누르면 신경 순환이 저하되어 귀 뒤쪽에 넓게 퍼지는 두통 또는 따끔거리는 통각, 귀가 먹먹한 듯 어지러운 느낌이 든다. 흉쇄유돌근을 풀어 대이개신경의 순환을 정상으로 되돌린다.

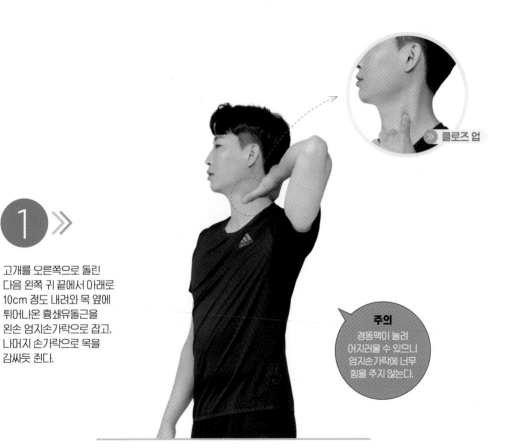

» 클로즈 업

1 »

고개를 오른쪽으로 돌린 다음 왼쪽 귀 끝에서 아래로 10cm 정도 내려와 목 옆에 튀어나온 흉쇄유돌근을 왼손 엄지손가락으로 잡고, 나머지 손가락으로 목을 감싸듯 쥔다.

주의
경동맥이 눌려 어지러울 수 있으니 엄지손가락에 너무 힘을 주지 않는다.

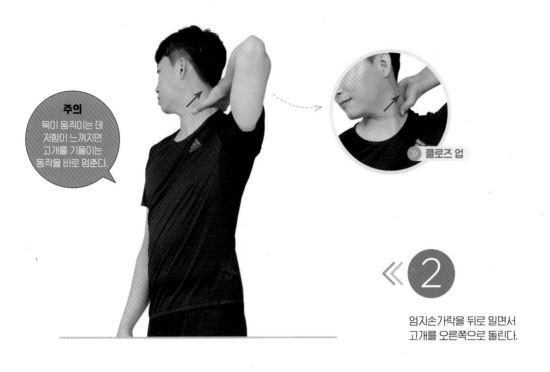

주의
목이 움직이는 데
저항이 느껴지면
고개를 기울이는
동작을 바로 멈춘다.

클로즈 업

≪ 2

엄지손가락을 뒤로 밀면서
고개를 오른쪽으로 돌린다.

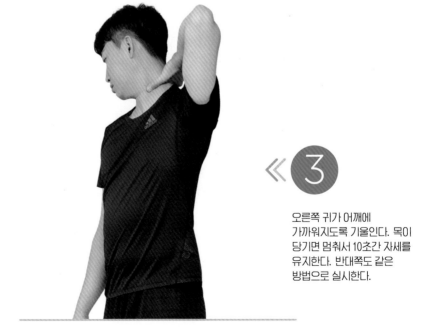

≪ 3

오른쪽 귀가 어깨에
가까워지도록 기울인다. 목이
당기면 멈춰서 10초간 자세를
유지한다. 반대쪽도 같은
방법으로 실시한다.

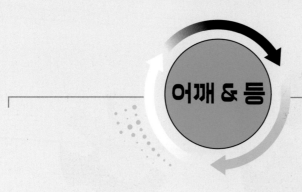

어깨 & 등

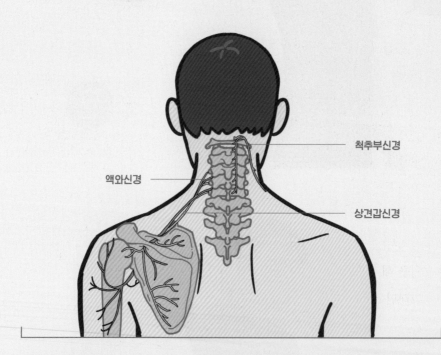

척추부신경

액와신경

상견갑신경

(((이런 증상이 나타나면 스트레칭을 하자!)))

- □ 고개를 좌우로 돌리기 힘 들다.
- □ 고개를 돌릴 때 목에 찌릿한 통증이 나타난다.
- □ 뒷목이 뻣뻣하고 어깨가 묵직하다.

- □ 어깨가 뻐근하고 저려서 잠을 깊게 못 잔다.
- □ 날갯죽지가 쑤시고 심하면 타는 듯하거나 쥐어짜는 듯한 통증이 있다.

- □ 팔을 들 때 힘이 안 들어가고, 겨드랑이와 팔 안쪽이 저리다.
- □ 어깨 아래, 팔 바깥쪽 피부가 따끔거리거나 아프다.

어깨와 등이 아프면 통증이 나타나는 곳만 살펴볼 것이 아니라, 가장 먼저 목 뒷부분을 체크해야 합니다. 목은 척추를 통해 머리를 짊어지고 있으며 어깨와 등으로 연결되는 부위여서 목 근육에 이상이 생기면 목 주변 근육에 퍼지는 방사통뿐 아니라 전신으로 뻗어 있는 여러 신경에도 문제가 발생합니다. 특히 항상 결리고 무거운 어깨, 쿡쿡 쑤시는 등의 통증과 연관 있죠.

목 옆면의 흉쇄유돌근과 사각근, 어깨와 이어진 승모근과 회전근개, 등의 견갑거근은 뇌에서 시작해 척수를 지나 목뼈 사이사이의 추간공을 통과해 뻗어나온 신경 줄기의 지배를 받고 있습니다. 그래서 거북목이나 일자목, 목 근육을 단단하게 만드는 라운드숄더, 굽은 등 체형이 되면 목을 움직일 때 당기고 찢어지는 듯하며 담이 걸린 듯이 아픕니다. 어깨를 돌리거나 팔을 들 때도 통증이 나타나고, 등과 날개뼈(날갯죽지) 쪽으로도 쑤시고 당기는 듯한 통증이 나타납니다.

이럴 때는 척추부신경과 상견갑신경, 액와신경이 목 근육과 겨드랑이, 날개뼈 주위 근육들에 눌리고 있는지 확인해보고 플로싱과 텐셔너 스트레칭을 해서 신경이 활주하던 통로를 원래의 상태로 되돌려주어야 합니다. 그러면 신경이 매끄럽게 움직이면서 통증이나 불편감, 그로 인해 제한되었던 움직임이 유연해집니다.

거북목 자세로 고개 기울이기

어깨 전체에 나타나는 통증이 근육을 움직여도 해결되지 않을 때 권하는 스트레칭.
목 옆의 흉쇄유돌근, 목과 어깨를 잇는 상부승모근을 지배하는 척추부신경을
늘여, 무겁고 뻐근하며 화끈화끈한 어깨 통증을 해소한다. 두통, 어지러움, 귀에서
눈으로 연결된 부위의 통증, 가슴의 답답함에도 효과가 좋다.

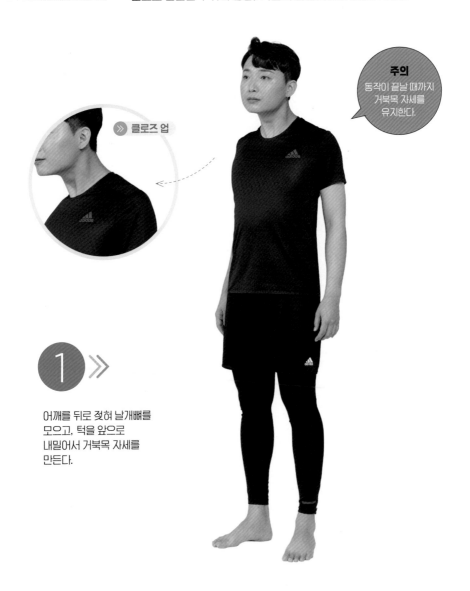

>> 클로즈 업

주의
동작이 끝날 때까지
거북목 자세를
유지한다.

1 >>

어깨를 뒤로 젖혀 날개뼈를
모으고, 턱을 앞으로
내밀어서 거북목 자세를
만든다.

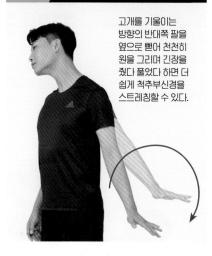

고개를 기울이는 방향의 반대쪽 팔을 옆으로 뻗어 천천히 원을 그리며 긴장을 줬다 풀었다 하면 더 쉽게 척추부신경을 스트레칭할 수 있다.

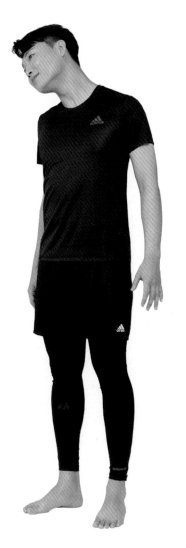

고개를 오른쪽으로 최대한 기울인 다음 10초간 자세를 유지한다.

팔 뒤로 접고
고개 좌우로 기울이기

무거운 가방을 메거나 팔을 드는 동작을 많이 하면 목에서 나와 어깨의 극하근과 극상근을 지배하는 상견갑신경이 눌린다. 상견갑신경이 움직이는 범위를 넓혀 어깨관절의 둔탁하고 타는 듯한 통증과 저림, 날갯죽지 바깥쪽의 쑤시는 통증을 줄인다.

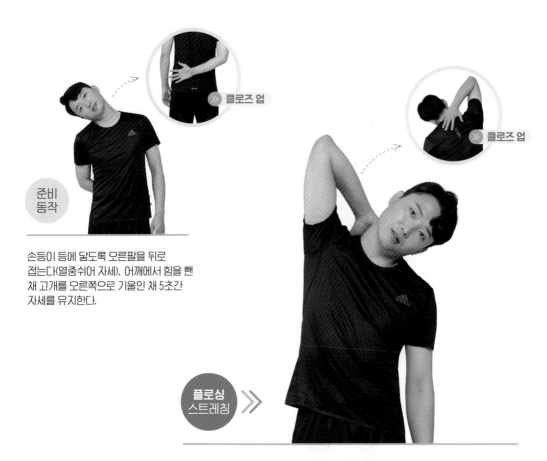

클로즈 업

준비
동작

클로즈 업

손등이 등에 닿도록 오른팔을 뒤로 접는다(열중쉬어 자세). 어깨에서 힘을 뺀 채 고개를 오른쪽으로 기울인 채 5초간 자세를 유지한다.

플로싱
스트레칭

팔 들고 **고개를 왼쪽으로 기울이기**

천천히 차렷 자세로 돌아와 손바닥이 목에 닿도록 오른팔을 위로 접어 든다. 어깨에서 힘을 뺀 채 고개를 왼쪽으로 기울이고, 왼쪽 어깨를 으쓱 하며 팔꿈치를 올린다. 오른쪽 목 바깥에 당기는 느낌이 들면 멈춰서 5초간 자세를 유지한다.

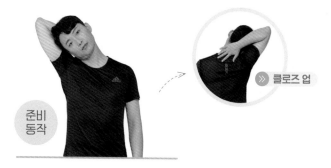

준비
동작

>> 클로즈 업

천천히 차렷 자세로 돌아와 손바닥이 목에
닿도록 오른팔을 위로 접어 든다. 어깨에서
힘을 뺀 채 고개를 오른쪽으로 기울이고,
오른쪽 어깨를 으쓱 하며 팔꿈치를 올린 채
5초간 자세를 유지한다.

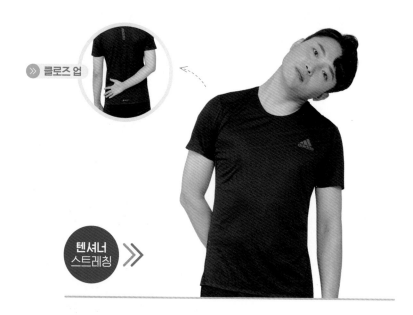

>> 클로즈 업

텐셔너
스트레칭 >>

팔 내리고 **고개를 오른쪽으로 기울이기**

손등이 등에 닿도록 오른팔을 뒤로 접는다(열중쉬어 자세). 어깨에서 힘을 뺀 채
고개를 왼쪽으로 기울인다. 오른쪽 목 바깥에 당기는 느낌이 들면 멈춰서 5초간
자세를 유지한다.

팔 뻗으며 고개 움직이기

액와신경이 압박을 받으면 목 옆과 어깨 뒤쪽, 겨드랑이 아래쪽, 팔 안쪽에 저리거나 먹먹한 느낌, 뻐근함, 묵직한 통증이 나타난다. 팔을 90도 이상 들기 어렵고 어깨에 찝히거나 당기는 통증도 발생하는데, 액와신경이 움직이는 통로를 확보해 통증과 불편한 느낌을 없애주는 스트레칭이다.

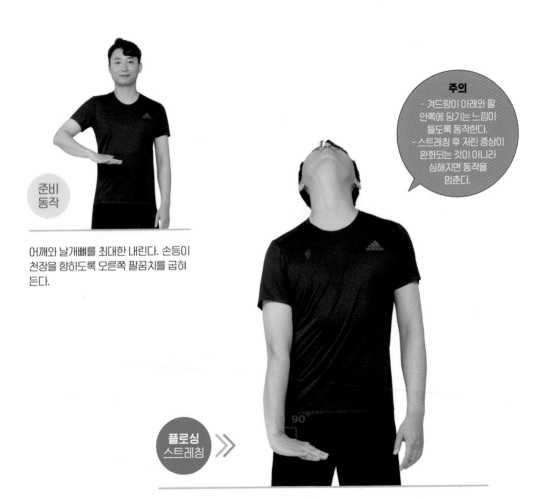

**준비
동작**

어깨와 날개뼈를 최대한 내린다. 손등이 천장을 향하도록 오른쪽 팔꿈치를 굽혀 든다.

주의
- 겨드랑이 아래와 팔 안쪽에 당기는 느낌이 들도록 동작한다.
- 스트레칭 후 저린 증상이 완화되는 것이 아니라 심해지면 동작을 멈춘다.

**플로싱
스트레칭** ≫

팔 뻗으며 고개 젖히기
오른쪽 손목이 90도로 꺾이도록 힘을 준 채 팔을 아래로 뻗는다. 동시에 고개를 뒤로 젖혀 5초간 자세를 유지한다.

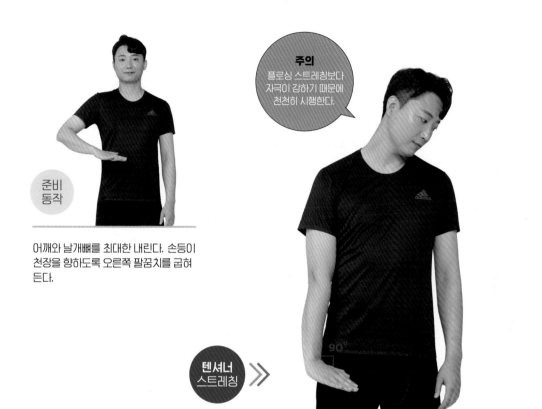

준비
동작

어깨와 날개뼈를 최대한 내린다. 손등이
천장을 향하도록 오른쪽 팔꿈치를 굽혀
든다.

주의
플로싱 스트레칭보다
자극이 강하기 때문에
천천히 시행한다.

텐셔너
스트레칭 ≫

90°

팔 뻗으며 고개 숙이기

오른쪽 손목이 90도로 꺾이도록 힘을 준 채 팔을 아래로 뻗는다. 동시에 고개를
앞으로 숙인 다음 왼쪽으로 돌려서 5초간 자세를 유지한다.

Tip | 더 자극이 큰 액와신경 텐셔너 스트레칭

신경이 당기는 자극이 적으면
팔을 편 상태로 몸에서
떨어뜨리거나 고개를 더 깊게
숙인다.

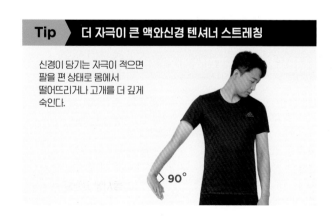

90°

팔 & 손

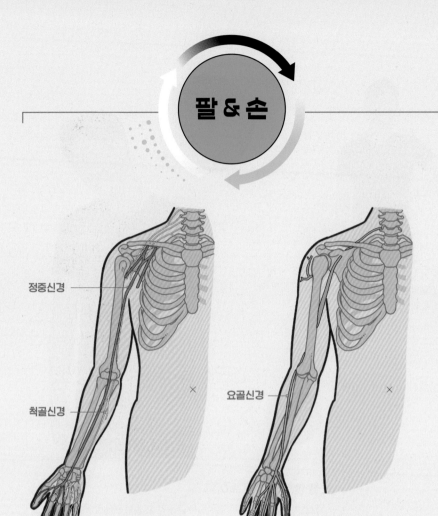

정중신경

척골신경

요골신경

[손바닥이 보이는 자세]

[손등이 보이는 자세]

(((이런 증상이 나타나면 스트레칭을 하자!)))

▫ 행주나 걸레를 비틀어 물기를 짤 때 팔꿈치와 손목이 시큰거린다.

▫ 마우스 클릭하기, 핸드폰 들기 등 가벼운 동작을 할 때도 손목이 아프다.

▫ 병뚜껑 따기, 문고리 돌리기, 단추 채우기가 힘들다.

▫ 손의 쥐는 힘이 약해 물건을 잘 떨어뜨린다.

▫ 때때로 손바닥이 화끈거린다.

▫ 손목과 손등, 손가락에 저릿저릿한 느낌이 들었다 사라진다.

▫ 젓가락을 움직일 때 손가락에 쥐가 나듯 꼬이는 느낌이 든다.

목에서 시작해 쇄골과 어깨를 지나 팔과 손목, 손가락 끝까지 이어진 세 개의 중요한 신경이 있습니다. 바로 척골신경, 요골신경, 정중신경입니다. 우리가 일상생활을 하면서 흔히 취하는 책상에 팔꿈치를 올린 자세, 누워서 팔을 들고 휴대폰을 만지는 자세, 팔베개를 하고 옆으로 잠을 자는 자세 또는 컴퓨터·노트북을 타이핑하기, 무거운 짐을 들고 옮기기, 오래 운전하기 등 팔과 손을 많이 쓰는 동작을 자주 하면 척추와 쇄골, 날개뼈가 틀어지고 주변 근육들이 원래의 길이보다 늘어지거나 짧아집니다.

그러면 팔과 손가락까지 뻗은 신경들이 눌리고 움직임이 제한되어 팔꿈치와 손목이 시큰거리거나 따끔거리는 통증, 손에 힘이 빠지는 증상, 젓가락질을 하다가 손가락에 쥐가 나는 증상, 손목·손등·손바닥·손가락에 저릿한 이상 감각이 발생합니다. 팔꿈치터널증후군, 손목터널증후군으로 불리는 질환이 대표적이죠. 때로는 목 디스크가 눌렸을 때 느끼는 팔의 저림과 증상이 유사하여 제때 정확한 치료를 받지 못하고 엉뚱한 치료를 받기도 합니다.

이러한 통증이나 이상 감각이 나타나고, 오래 지속되는 상황을 방치하면 팔이나 손의 근육이 위축되거나 마비 또는 영구적으로 감각이 사라질 수도 있어요. 따라서 신경이 팔을 따라 올바르게 뻗어나갈 수 있게 만드는 스트레칭을 틈틈이 하고, 병원에 가서 염증을 없애는 약을 복용하거나 물리치료를 받는 것이 좋습니다.

팔 들고 손목 꺾은 채 고개 기울이기

오른쪽이 아픈 경우
10회

척골신경이 눌리면 찌릿한 저림 증상이 목에서 팔꿈치 안쪽으로 타고 내려와 약손가락과 새끼손가락까지 이어진다. 눌린 척골신경이 유연하게 움직이도록 늘여서 팔 안쪽과 손가락의 통증, 저림 증상을 해소할 뿐 아니라 목과 어깨의 움직임도 편하게 만든다.

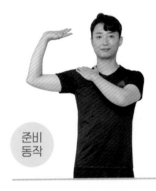

준비 동작

오른쪽 팔꿈치를 굽혀 든다. 손바닥은 천장, 손끝은 얼굴을 향하도록 손목을 회전시킨다. 왼손으로 오른쪽 어깨를 짚어 움직이지 않도록 고정한다.

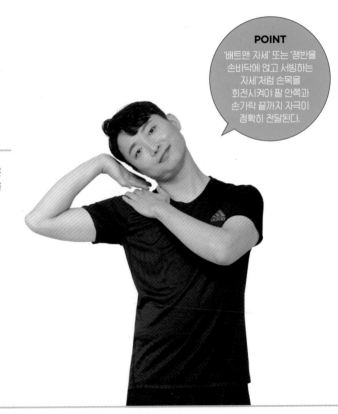

POINT
'배트맨 자세' 또는 '쟁반을 손바닥에 얹고 서빙하는 자세'처럼 손목을 회전시켜야 팔 안쪽과 손가락 끝까지 자극이 정확히 전달된다.

플로싱 스트레칭 >> **팔꿈치 굽힌 채 손바닥에 닿도록 고개 기울이기**

고개를 오른쪽으로 기울여 귀를 손바닥에 댄 채 5초간 자세를 유지한다.

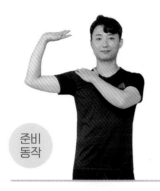

준비
동작

오른쪽 팔꿈치를 굽혀 든다. 손바닥은
천장, 손끝은 얼굴을 향하도록 손목을
회전시킨다. 왼손으로 오른쪽 어깨를
짚어 움직이지 않도록 고정한다.

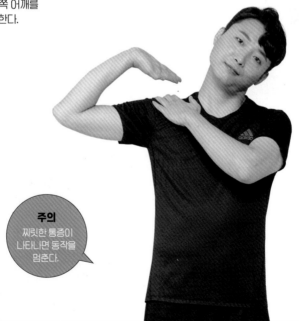

주의
찌릿한 통증이
나타나면 동작을
멈춘다.

팔꿈치 굽힌 채 손바닥과 멀어지도록 고개 기울이기

고개를 왼쪽으로 기울여 귀를 손바닥에서 최대한 떨어뜨린 채
5초간 자세를 유지한다.

오른쪽이 아픈 경우
10회

손목 꺾은 채 팔 벌리며 고개 기울이기

딱딱해진 목의 사각근과 가슴의 소흉근이 요골신경을 누르면 팔 안쪽과 손등, 엄지손가락, 집게손가락, 가운뎃손가락 쪽으로 저림 증상이 퍼진다. 눌린 요골신경이 근육 사이를 미끄러지도록 스트레칭하면 당기는 증상이나 저린 증상이 완화된다.

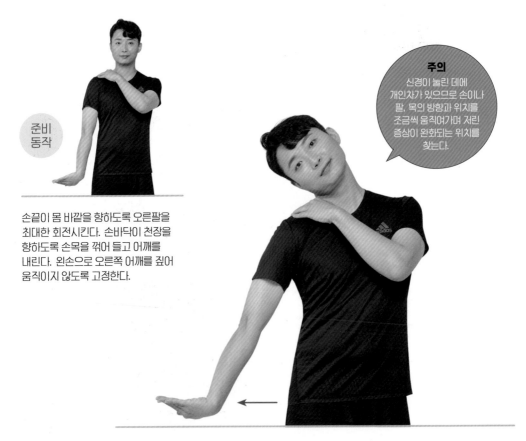

준비
동작

손끝이 몸 바깥을 향하도록 오른팔을 최대한 회전시킨다. 손바닥이 천장을 향하도록 손목을 꺾어 들고 어깨를 내린다. 왼손으로 오른쪽 어깨를 짚어 움직이지 않도록 고정한다.

주의
신경이 눌린 데에 개인차가 있으므로 손이나 팔, 목의 방향과 위치를 조금씩 움직여가며 저린 증상이 완화되는 위치를 찾는다.

플로싱
스트레칭 ≫

팔 벌리며 어깨에 닿도록 **고개 기울이기**

팔을 최대한 옆으로 벌리며 든다. 천천히 고개를 오른쪽으로 기울여 5초간 자세를 유지한다.

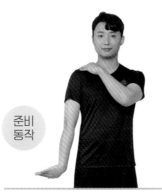

준비
동작

손끝이 몸 바깥을 향하도록 오른팔을
최대한 회전시킨다. 손바닥이 천장을
향하도록 손목을 꺾어 들고 어깨를 내린다.
왼손으로 오른쪽 어깨를 짚어 움직이지
않도록 고정한다.

주의
스트레칭 후 저린
증상이 완화되는 것이
아니라 심해지면 텐셔너
스트레칭을 멈추고
플로싱 스트레칭을
한다.

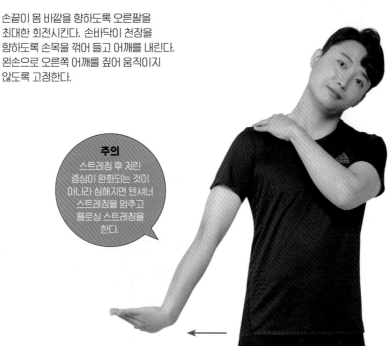

텐셔너
스트레칭 〉〉 **팔 벌리며 어깨와 멀어지도록 고개 기울이기**

팔을 최대한 옆으로 벌리며 든다. 천천히 고개를 왼쪽으로
기울여 5초간 자세를 유지한다.

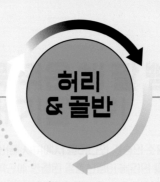

허리
& 골반

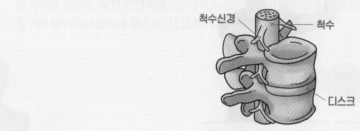

척수신경 ── 척수

디스크

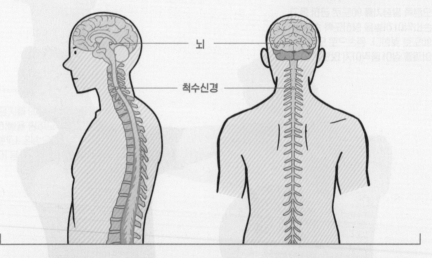

뇌

척수신경

□ 허리를 좌우로 돌릴 때 찌
릿한 통증이 느껴진다.

□ 허리를 뒤로 젖히면 통증
이 더 심해진다.

□ 걸을 때 자주 쉬어야 한다.

□ 허리가 뻣뻣하고 유연성이
떨어져서 자주 삐끗한다.

□ 허리 아래와 엉덩이, 허벅
지 쪽에 당기거나 저린 느
낌, 쥐어짜는 듯한 통증이
있다.

□ 서서 상체를 아래로 숙였
을 때 손끝이 바닥에 닿지
않는다.

□ 바닥에 앉았을 때 다리를
쭉 펴기 힘들다.

허리와 골반은 상체와 하체를 연결해주는 우리 몸의 중심입니다. 척추와 허리신경, 주변의 근육들, 내장기관까지 복잡하게 얽혀 있기 때문에 작은 문제라도 생기면 허리와 골반을 비롯해, 하체 전반에 다양한 통증과 불편한 증상들이 나타납니다. 그중 흔히들 허리 디스크라고 부르는 '추간판 탈출증'이나 이와 증상이 유사한 '척추관 협착증'과 같은 질환은 수술이 필요할 정도로 악화되거나 후유 장애가 남아 일상생활이 불편해지기도 하죠.

추간판 탈출증(디스크)은 척추의 뼈와 뼈 사이에 있어야 할 디스크가 눌리고 찌그러지면서 밀려나왔을 때 척수신경을 눌러 저릿한 통증을 유발하는 질환입니다. 허리를 숙이거나 옆으로 기울일 때 통증이 더 심해지며, 다리까지 이어진 신경이 눌리면 찌르르한 감각 이상 증상도 느끼게 됩니다. 척추관 협착증은 척추관이 좁아지면서 주변 신경의 통로를 누를 때 발생하는데 조금만 걸어도 허리에 극심한 통증이 찾아오고 허리를 숙이면 통증이 조금 줄어드는 양상을 보입니다. 다리의 저릿함이나 근력 약화, 감각 저하까지 일으켜 심한 경우에는 걷고 서고 앉는 움직임이 어려워지는 운동 장애까지 나타날 수 있어요.

그래서 빨대처럼 속이 비어 있는 원통형의 척추와 그 안에 길게 위치한 척수, 척수에서 뻗어나오는 척수신경이 원래의 기능을 할 수 있도록 스스로 관리해야 합니다. 허리와 골반의 뼈가 변형되지 않고, 척추기립근은 딱딱하게 굳거나 힘없이 늘어지지 않으며, 척수신경이 서로 분리되어 있어야 할 주변 조직에 붙지 않도록 척추와 척추기립근, 척수, 척수신경에 가해지는 스트레스를 줄여줘야 하죠. 지나치게 큰 움직임은 오히려 틀어진 척추와 약해진 근육, 눌려 있는 신경에 무리를 줄 수 있으므로 목과 등, 골반으로 이어지는 척추와 근육을 간단히 움직이며 긴장을 풀어서 신경이 움직이는 범위를 회복시키는 것이 좋습니다.

의자 짚고 고개 움직이며 등 늘이기

10회

척추를 움직여 척수를 머리쪽으로 당겼다가 다리쪽으로 당기면서 척수신경이
잘 미끄러지게 하고, 뻣뻣한 허리를 유연하게 풀어준다. 추간공으로 말초신경이
나가는 통로도 넓히고 척추기립근도 강화시켜, 척수신경이 지나는 통로에
가해지는 압박이 줄고 찌르르한 허리와 다리의 통증이 사라진다.

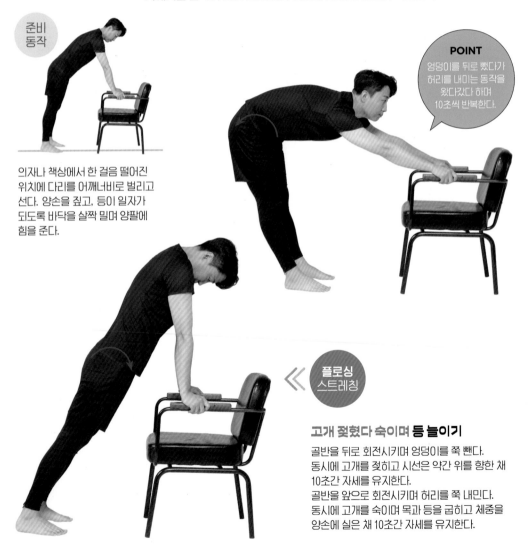

**준비
동작**

의자나 책상에서 한 걸음 떨어진
위치에 다리를 어깨너비로 벌리고
선다. 양손을 짚고, 등이 일자가
되도록 바닥을 살짝 밀며 양팔에
힘을 준다.

POINT
엉덩이를 뒤로 뺐다가
허리를 내미는 동작을
왔다갔다 하며
10초씩 반복한다.

**플로싱
스트레칭**

고개 젖혔다 숙이며 등 늘이기

골반을 뒤로 회전시키며 엉덩이를 쭉 뺀다.
동시에 고개를 젖히고 시선은 약간 위를 향한 채
10초간 자세를 유지한다.
골반을 앞으로 회전시키며 허리를 쭉 내민다.
동시에 고개를 숙이며 목과 등을 굽히고 체중을
양손에 실은 채 10초간 자세를 유지한다.

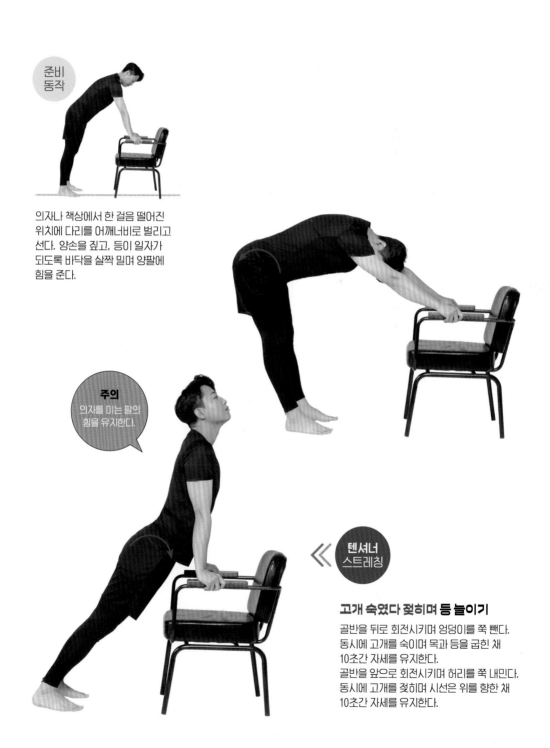

준비 동작

의자나 책상에서 한 걸음 떨어진 위치에 다리를 어깨너비로 벌리고 선다. 양손을 짚고, 등이 일자가 되도록 바닥을 살짝 밀며 양팔에 힘을 준다.

주의
의자를 미는 팔의 힘을 유지한다.

텐셔너 스트레칭

고개 숙였다 젖히며 등 늘이기

골반을 뒤로 회전시키며 엉덩이를 쭉 뺀다.
동시에 고개를 숙이며 목과 등을 굽힌 채
10초간 자세를 유지한다.
골반을 앞으로 회전시키며 허리를 쭉 내민다.
동시에 고개를 젖히며 시선은 위를 향한 채
10초간 자세를 유지한다.

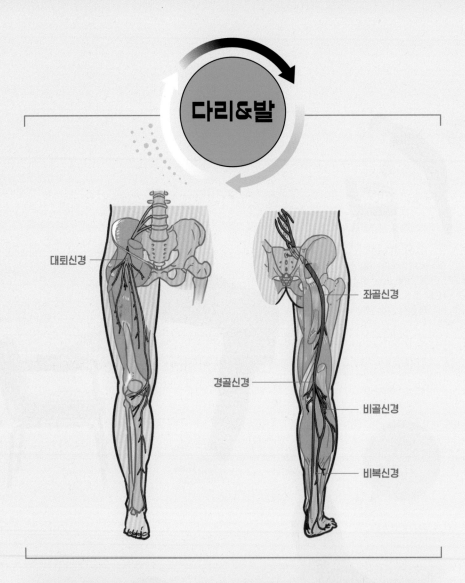

다리&발

대퇴신경

좌골신경

경골신경

비골신경

비복신경

(((이런 증상이 나타나면 스트레칭을 하자!)))

□ 엉덩이가 자주 묵직하다.

□ 조금만 걸어도 엉덩이나 다리가 저릿하다.

□ 엉덩이나 허벅지 살에 아픈 느낌이 들지만 상처가 없다.

□ 허리를 앞으로 숙여서 발 끝을 잡기 힘들고, 좌우 양쪽에 차이가 크다.

□ 허벅지 뒤, 종아리가 당긴다. 특히 아침에 몸이 덜 풀렸을 때 심하다.

□ 자다가 종아리에 쥐가 난다.

□ 병원에서 "이상이 없어요", "근육이 불균형해요", "골반이 틀어졌네요", "자세가 문제예요"라는 이야기를 듣곤 한다.

신체에서 가장 긴 신경인 좌골신경이 눌리면 하체에서 여러 가지 문제가 발생합니다. 척수에서 시작해 엉덩이를 지나 발가락에 이어진 좌골신경은 허리뼈 4~5번, 천추(엉덩이 쪽의 척추뼈) 1번에서 뻗어나온 신경입니다. 좌골신경이 압력을 받았을 때 다리에 힘이 빠지면서 당기고 저리는 증상이 나타나는데 이 증상과 나타나는 부위가 디스크 탈출증이나 척추관 협착증의 경우와 유사해 종종 오해를 받습니다. 하지만 디스크 탈출증이나 척추관 협착증이 아니어도 당기고 저리는 증상이 나타날 수 있습니다. 그래서 MRI, CT, X-ray, 초음파 등 이런저런 검사를 해도 "문제가 없네요"라는 말을 듣기도 합니다.

좌골신경이 눌리면 엉치뼈 부근과 엉덩이가 뻐근한 통증, 허벅지 뒤가 따끔한 통증, 허리부터 발끝까지 저릿한 감각, 엉덩이부터 종아리까지 당기는 증상, 종아리에 시시때때로 나는 쥐, 자주 삐끗하는 발목, 홧홧하게 당기는 발바닥 등 하체 여러 부위에 통증이 나타납니다. 분명히 아프고 증상도 디스크 탈출증, 척추관 협착증과 비슷한데 문제가 없다고 하면 좌골신경의 가동 범위를 늘려주는 스트레칭을 꼭 해보세요.

좌골신경에서 다시 갈라져나오는 비골신경과 경골신경, 비복신경이 압력을 받으면 발목과 발바닥에 바늘로 찌르는 듯한 날카로운 통증이 나타납니다. 한편 골반뼈를 지나 허벅지, 무릎으로 내려가는 대퇴신경이 압력을 받으면 허벅지 앞면과 옆면에 저릿함, 사타구니에 따끔거림, 피부 위에서 느껴지는 이물감 또는 화끈거림, 마비 등 다양한 감각 이상 증상을 느끼게 됩니다.

하체에 뻗어 있는 신경들은 엉덩이의 이상근 아래와 사타구니 쪽에서 눌리는 경우가 빈번하고, 다음으로는 허벅지 뒤쪽 근육인 햄스트링에서 눌리는 경우도 많습니다. 이는 엉덩이와 허벅지 근육의 긴장을 풀어주고, 플로싱 스트레칭과 텐셔너 스트레칭으로 신경이 지나가는 통로를 넓혀주면 대부분의 하체 통증, 불편 증상을 개선할 수 있다는 의미이기도 합니다.

등 구부정하게 만든 채 무릎 펴기

왼쪽이 아픈 경우
10회

다리를 당기며 목을 움직여 좌골신경이 시작되는 척수의 긴장을 풀어준다.
근육에 엉겨붙은 유착을 떼어내 신경의 회복과 재생이 빨라진다. 신경에 쌓인
부종을 빼고 순환을 원활히 만들어 엉덩이와 허벅지의 뻐근한 통증을 즉각
덜어내고 움직임을 편하게 만든다.

준비
동작

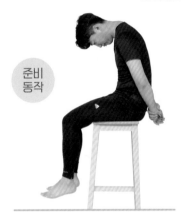

바닥에 발이 닿지 않는 높이의
의자나 침대에 앉아 뒷짐을 진다.
고개를 숙이고 등과 허리를
구부정하게 만든다.

플로싱
스트레칭 》

고개 들며 **무릎 펴기**

고개를 최대한 뒤로 젖히고,
왼쪽 무릎을 펴면서 다리를
든다. 발끝을 몸 쪽으로
당겨 발목을 90도로 만든다.
종아리가 당기는 느낌이 들면
5초간 자세를 유지한다.

90°

POINT
허리나 다리가 아프면 아래로
늘어뜨린 다리(오른쪽)에
받침대를 두고 무릎을 편 채
동작한다. 오른쪽 다리를 먼저
펴고 있으면 그쪽으로 신경이
조금 당겨지기 때문에 상대적으로
왼쪽 좌골신경은 느슨한 상태가
되어 자극이 덜하다.

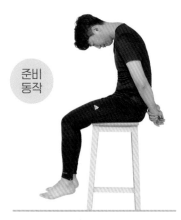

준비
동작

바닥에 발이 닿지 않는 높이의
의자나 침대에 앉아 뒷짐을 진다.
고개를 숙이고 등과 허리를
구부정하게 만든다.

텐셔너
스트레칭
1

고개 숙인 채 무릎 펴기

무릎을 펴면서 다리를 들고, 왼쪽
발끝을 몸 쪽으로 당겨 발목을
90도로 만든다. 허벅지 뒤, 종아리,
오금쪽이 당기는 느낌이 들면 5초간
자세를 유지한다.

주의
찌릿하거나 시린
느낌이 들면
무릎을 더 펴지
않는다.

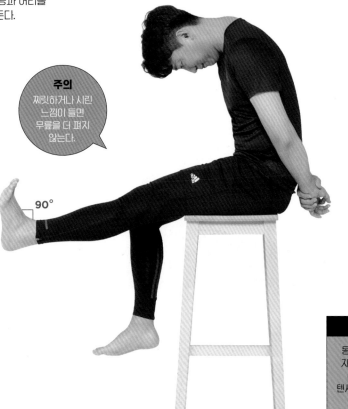

90°

TIP
동작이 익숙해졌거나 자극이 적으면 p.106, p.108의 좌골신경 텐셔너 스트레칭 2~3도 함께 시행한다.

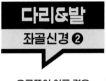

무릎 당기며 다리 펴기

엉덩이의 이상근과 허벅지의 햄스트링을 늘려 엉덩이·허벅지가 당기는 통증,
앉을 때 바닥에 닿는 엉덩이 살에 드는 아픈 느낌 등 여러 좌골신경통 증상을
완화하는 좌골신경 텐셔너 스트레칭. 신경을 세게 당기기 때문에 너무 아프거나
증상이 호전되지 않으면 '좌골신경 플로싱 스트레칭(p.104)'을 일주일 정도
하면서 신경이 움직이는 범위를 넓힌 뒤 이 스트레칭을 하는 게 좋다.

**준비
동작**

베개를 베고 눕는다. 오른쪽
무릎을 굽혀 들고, 양손은 무릎
뒤에서 깍지를 낀다.

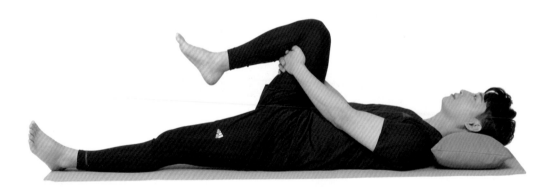

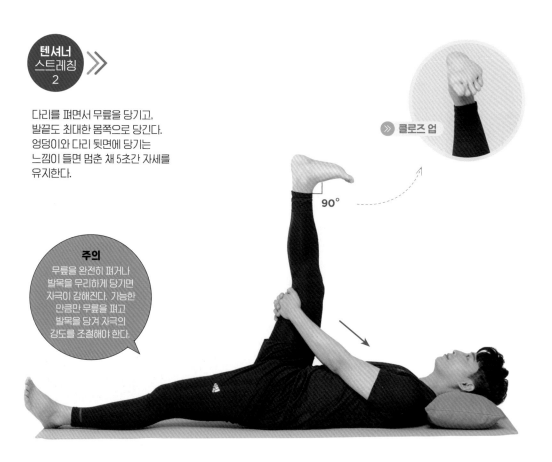

Tip 더 자극이 적은 좌골신경 텐셔너 스트레칭

다리를 펼 때 너무
당겨서 아프면 바닥에
펴고 있는 다리(왼쪽)를
의자에 올려 무릎을
굽힌 채 동작해서
자극을 줄인다.

텐셔너 스트레칭 2 »

다리를 펴면서 무릎을 당기고,
발끝도 최대한 몸쪽으로 당긴다.
엉덩이와 다리 뒷면에 당기는
느낌이 들면 멈춘 채 5초간 자세를
유지한다.

주의
무릎을 완전히 펴거나
발목을 무리하게 당기면
자극이 강해진다. 가능한
만큼만 무릎을 펴고
발목을 당겨 자극의
강도를 조절해야 한다.

90°

» 클로즈 업

등 구부정하게 만든 채
무릎 펴고 다리 밀기

다리와 발목에 힘이 잘 들어가지 않거나 종아리 바깥쪽이 저리고 감각이
안 느껴지는 증상을 없애는 스트레칭. 비골신경에 가해지는 압박을 해소해
무릎 아래에서 발등, 발목 바깥쪽의 감각과 힘을 회복시킨다.

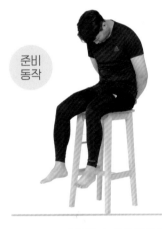

**준비
동작**

발이 바닥에 닿지 않는 높이의 의자나
침대에 앉아 뒷짐을 진다. 고개를
숙이고 등과 허리를 구부정하게 만든다.

**플로싱
스트레칭** ≫

고개 들며 무릎 펴고 다리 넘기기

고개를 최대한 뒤로 젖혀 천장을 바라보고, 왼쪽
무릎을 펴면서 다리를 든다. 발끝이 바닥을 향하도록
발목을 쭉 편다. 다리가 당기는 느낌이 들면 골반에
힘을 주어 다리 전체를 오른쪽으로 민 채 5초간
자세를 유지한다.

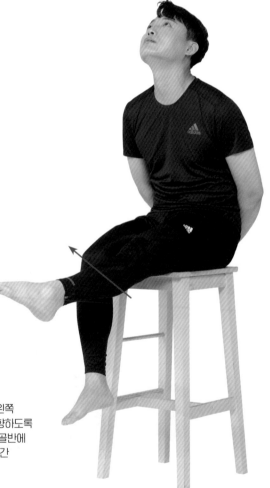

TIP

동작이 익숙해졌거나
자극이 적으면 p. 112의
비골신경 텐셔너
스트레칭 2도 함께
시행한다.

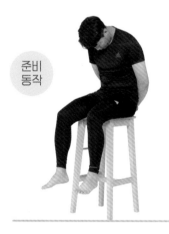

**준비
동작**

발이 바닥에 닿지 않는 높이의 의자나
침대에 앉아 뒷짐을 진다. 고개를
숙이고 등과 허리를 구부정하게 만든다.

**텐셔너
스트레칭
1** >>

고개 숙인 채 무릎 펴고 다리 넘기기

왼쪽 무릎을 펴면서 다리를 든다. 발끝이
바닥을 향하도록 발목을 쭉 편다. 다리가
당기는 느낌이 들면 골반에 힘을 주어 다리
전체를 오른쪽으로 민 채 5초간 자세를
유지한다.

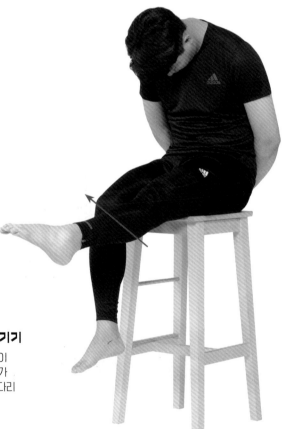

111

다리 펴고 허리 숙이기

종아리 뒤쪽에서 바깥쪽, 발바닥에서 새끼발가락 쪽이 아프면서 찌릿하고 감각이 예민해지거나 둔해진 느낌이 들면 굳은 종아리의 비복근과 가자미근을 이완시켜서 비복신경을 풀어줘야 한다. 비복신경은 플로싱 스트레칭과 텐셔너 스트레칭의 자극 차이가 크지 않다. 이 동작만 꾸준히 하면 시간이 지나도 회복되지 않는 아킬레스건의 통증을 해소하는 데도 좋다.

오른쪽이 아픈 경우
10회

1 »

의자 끝에 엉덩이를 걸치고 앉아 허리를 세운다. 오른쪽 발뒤꿈치만 바닥에 닿도록 다리를 펴고, 발끝을 몸 쪽으로 당겨 발목을 90도로 만든다. 골반에 힘을 주어 다리 전체를 왼쪽으로 회전시킨다.

» 클로즈 업

90°

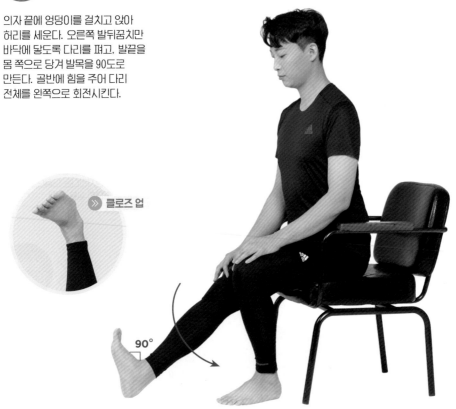

허리를 숙였는데 종아리에 당기는 느낌이 없으면 팔을 한쪽씩 아래로 뻗으며 어깨를 왼쪽, 오른쪽으로 깊게 숙여서 자극을 더한다.

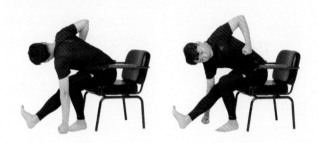

가능한 만큼 허리를 천천히 숙인다. 종아리가 당기는 느낌이 들면 멈춘 채 5초간 자세를 유지한다.

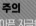
주의
가장 아픈 자극을 100이라고 표현했을 때 4 이상의 자극이 생기지 않도록 동작한다.

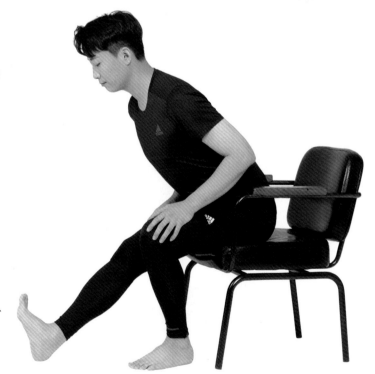

엎드려서 무릎 굽히기

장요근이 단단해져서 대퇴신경을 누르면 허리와 무릎에 삐거덕거리고 시큰거리는 통증이 나타난다. 또 무릎 통증이 있지만 검사를 해도 뼈, 근육, 인대에 이상이 없는 경우나 허벅지 앞쪽과 무릎 근처의 살이 따끔거리고 시린 경우, 감각이 둔하고 저린 경우에는 대퇴신경의 가동 범위를 넓히면 증상이 나아진다.

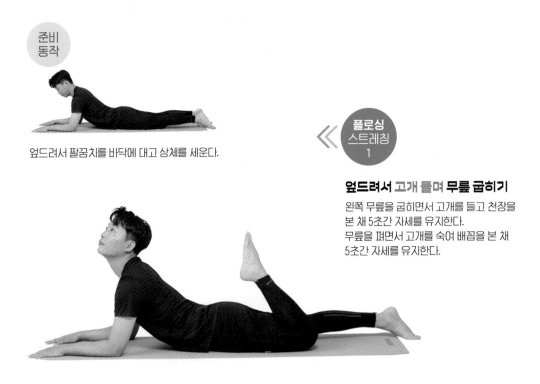

준비 동작

엎드려서 팔꿈치를 바닥에 대고 상체를 세운다.

플로싱 스트레칭 1

엎드려서 고개 들며 무릎 굽히기

왼쪽 무릎을 굽히면서 고개를 들고 천장을 본 채 5초간 자세를 유지한다.
무릎을 펴면서 고개를 숙여 배꼽을 본 채 5초간 자세를 유지한다.

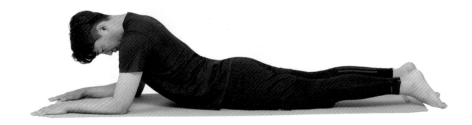

자극이 너무 느껴지지 않으면 팔꿈치 대신 손바닥을 바닥에 대고 팔을 쭉 편 채 동작한다.

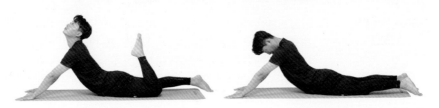

준비
동작

엎드려서 팔꿈치를 바닥에 대고 상체를 세운다.

텐셔너
스트레칭
1

엎드려서 고개 숙인 채 무릎 굽히기

왼쪽 무릎을 굽히면서 고개를 숙여 배꼽을 본 채 5초간 자세를 유지한다. 무릎을 펴면서 고개를 들어 천장을 본 채 5초간 자세를 유지한다

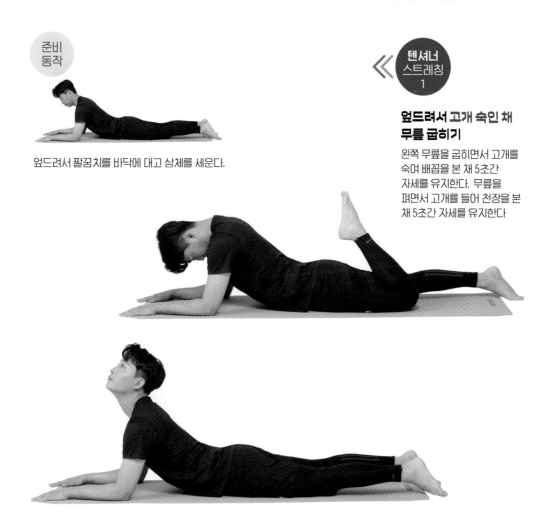

무릎 굽힌 채
고개와 허리 움직이기

앞의 p.118~119 '대퇴신경 플로싱&텐셔너 스트레칭 1'보다 높은 강도로 대퇴신경과 장요근을 이완하는 스트레칭. 허리와 골반, 허벅지 앞쪽, 무릎에 나타나는 통증을 드라마틱하게 해소한다. 만약 허리의 통증이 크면 서 있다가 무릎을 굽히며 바닥에 앉는 런지 동작까지 함께 해서 엉덩이와 허벅지의 힘을 키우는 것이 좋다.

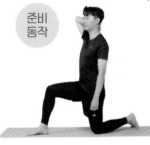

준비
동작

오른쪽 무릎을 세우고, 왼쪽 무릎이 바닥에 닿도록 구부려 앉는다. 오른손을 목 뒤에 댄다.

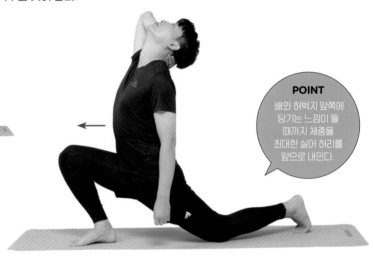

POINT
배와 허벅지 앞쪽에 당기는 느낌이 들 때까지 체중을 최대한 실어 허리를 앞으로 내민다.

플로싱
스트레칭
2

고개 들며 **허리 내밀기**

오른쪽 무릎을 굽히며 허리를 내밀면서 고개를 뒤로 젖혀 천장을 본 채 5초간 자세를 유지한다. 고개를 숙여 배꼽을 바라보며 엉덩이를 최대한 뒤로 이동시킨 채 5초간 자세를 유지한다.

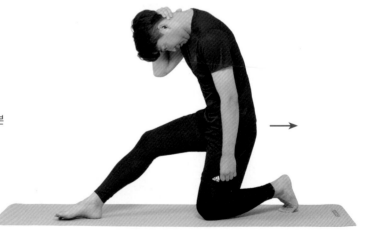

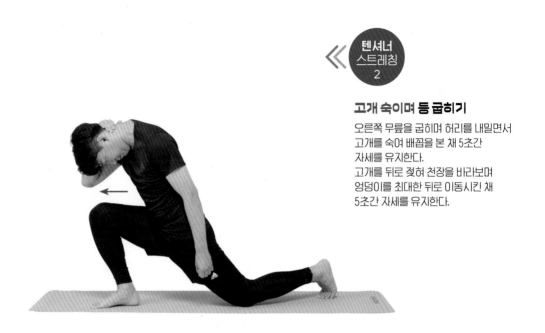

《 텐셔너
스트레칭
2

고개 숙이며 **등 굽히기**

오른쪽 무릎을 굽히며 허리를 내밀면서
고개를 숙여 배꼽을 본 채 5초간
자세를 유지한다.
고개를 뒤로 젖혀 천장을 바라보며
엉덩이를 최대한 뒤로 이동시킨 채
5초간 자세를 유지한다.

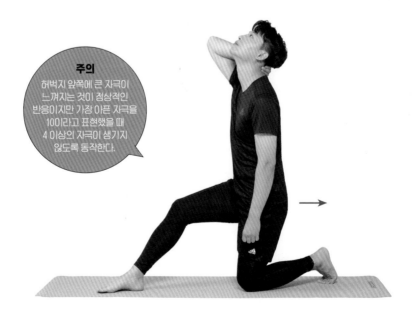

주의
허벅지 앞쪽에 큰 자극이
느껴지는 것이 정상적인
반응이지만 가장 아픈 자극을
100이라고 표현했을 때
4 이상의 자극이 생기지
않도록 동작한다.

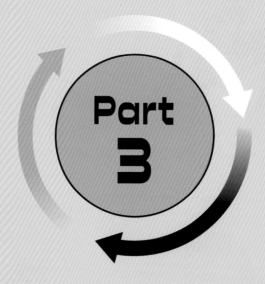

Part
3

스스로 통증을 관리하는 안아파 스트레칭

굳은 근육은 풀어주고
힘없는 근육은 강화하라

눈 앞에서 열리지 않는 문을 바라보고만 있으면 막막할 겁니다. 앞서 소개한 신경 순환 스트레칭이 근육 마사지나 스트레칭으로도 사라지지 않던 통증을 해결하는, 닫힌 문을 시원하게 열어젖힌 열쇠였다면 이번 에는 언제든 걱정 없이 문을 드나들 수 있도록 평소 잘 관리해두는 방법 을 소개하려고 합니다. 문제가 커지기 전에 미리 문틀이 휘지 않게 점검 하고, 경첩이 삐걱거리면 기름칠을 하며, 혹시라도 칠이 벗겨진 부분은 깔끔하게 도색하는 것처럼요.

신경 스트레칭으로 당장 괴롭던 통증을 해소했다면 이젠 다시 통증 이 찾아오지 않는 몸이 되도록 꾸준히 관리해야 합니다. 딱딱하게 굳은 근육은 근육통은 물론이고 근막통, 신경통까지 전신의 다양한 조직에 영향을 미치고 곳곳에서 통증을 일으키니까요.

보통 근육에 문제가 생겨 통증을 일으키는 상황을 해결하려면 크게 두 가지 방법으로 접근해야 합니다. 첫 번째는 과도하게 긴장되어 딱딱해진 근육을 풀어 다시 유연하게 움직이도록 만들어주는 방법입니다. 두 번째로는 써야 하는데 잘 쓰지 않아서 힘이 약해진 근육의 힘을 키워주는 방법입니다.

이번 파트에서는 Part 2의 신경 스트레칭과 더불어 시행하면 통증 해소 효과가 더 높아지는 스트레칭들을 소개할 예정입니다. 근육을 이완하고 강화하는 효과를 내는 스트레칭들로, 신경을 보호하는 근육들을 건강하게 움직임으로써 통증을 완화하며 신경의 회복에도 도움을 줍니다.

우리 몸의 '코어(Core; 중심부)'라고 부르는 몸통의 척추를 따라 내려가며 중점적으로 이완·강화해야 하는 부위와 주변 근육들을 짚어보겠습니다. 척추의 시작 지점인 머리뼈부터 척추가 끝나는 지점의 골반까지, 그리고 골반 좌우에 연결된 고관절과 그 아래로 뻗은 하체를 중심으로 뼈, 관절, 근육, 인대의 문제점을 살펴보며 스스로 통증을 관리하고 앞으로 찾아올 통증까지 예방할 수 있는 방법들을 알려드리겠습니다.

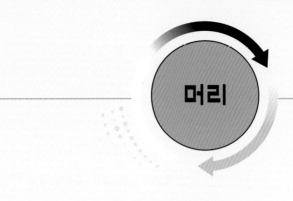

머리

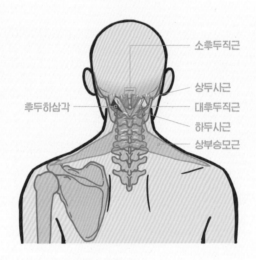

소후두직근

상두사근

후두하삼각

대후두직근

하두사근

상부승모근

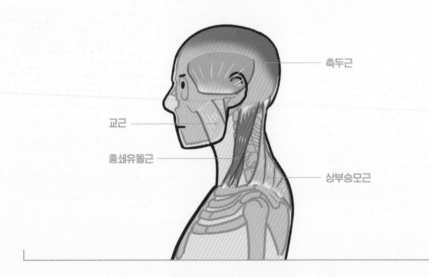

측두근

교근

흉쇄유돌근

상부승모근

머리가 아픈 통증, 다시 말해 두통에는 여러 가지 원인이 있지만 이번에는 신경과 직접적인 연관이 없는 '근육의 문제로 생기는 두통'과 그 해결 방법을 알아보겠습니다.

첫 번째로, 목의 근육으로 인해 발생하는 두통이 있습니다. 근육이 긴장하면서 생기는 '근육의 방사통'이죠. '긴장성 두통'이라고도 부릅니다. 근육마다 통증이 퍼져나가는 범위 즉, 방사통 범위가 있는데 목의 근육들이 긴장하면 목과 연결된 머리까지 통증이 퍼지면서 두통이 생깁니다. 두통 중 70% 이상이 근육으로 인한 긴장성 두통입니다.

두 번째로, 머리로 올라가는 순환이 방해를 받아 생기는 두통입니다. 뇌는 호흡한 산소의 25%를 사용합니다. 그 많은 산소를 제대로 소비하기 위해서 뇌로 가는 혈액 순환과 뇌의 노폐물을 수거하는 림프 순환이 원활해야 합니다. 그런데 목 근육이 긴장하면 딱딱하게 굳으며 짧아집니다. 그러면 혈액·림프 순환이 방해받아 산소 공급이 제대로 안 되고 노폐물이 배출되지 못해서 두통이 나타납니다.

두통을 일으키는 근육은 머리뼈(두개골)에 붙은 근육과 머리에 연결된 목 근육입니다. 머리뼈에는 턱을 움직이는 관자놀이 부근의 측두근, 광대뼈와 턱뼈를 잇는 교근이 있습니다. 고개를 움직이는 근육 중 특히 목 뒤의 후두하삼각(대후두직근, 소후두직근, 상두사근, 하두사근이 머리뼈와 목뼈를 연결할 때 가운데에 보이는 삼각형), 쇄골에서 목 옆을 지나 머리뼈에 붙은 흉쇄유돌근의 긴장도가 심하면 두통이 생깁니다. 휴대폰이나 컴퓨터를 사용하다 보면 장시간 고개를 숙인 자세를 취합니다. 그래서 목 뒤와 옆의 근육들은 앞으로 튀어나간 머리를 지탱하기 위해 자신이 써야 하는 것보다 훨씬 많은 힘을 씁니다. 해야 할 일이 많으면 피곤하고 긴장이 흐트러지지 않아 항상 곤두서는 것은 근육도 마찬가지입니다.

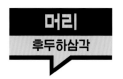

머리
후두하삼각

1~5분

마사지볼 대고 누워서
고개 움직이기

후두하삼각을 이루는 상두사근, 하두사근, 대후두직근, 소후두직근은 머리로
올라가고 내려오는 혈액과 림프 순환에 큰 영향을 주는 근육들이다. 그중
소후두직근은 뇌척수액의 순환에도 크게 영향을 끼친다. 후두하삼각을
이완시켜 뒤통수를 누르는 듯한 무거운 두통을 없앤다.

뒤통수 아래의
후두하삼각(머리뼈와 목뼈가
닿는 위치)에 마사지볼을 대고
누워서 턱을 살짝 당긴다.

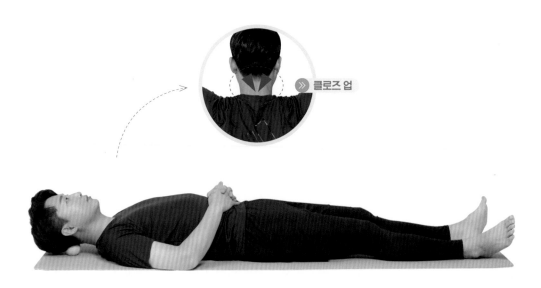

》 클로즈 업

코끝으로 100원짜리 동전 크기의
원을 그리듯 고개를 움직인다.
1~5분 정도 움직이며 특별히 아픈
부분이 있으면 멈춰서 힘을 뺀 채
천천히 숨을 들이마시고 내쉰다.

POINT
목에서 힘을 빼고
움직이며, 통증이
완화되면 새로 통증이
느껴지는 지점을 찾아
고개를 움직이고 동작을
반복한다.

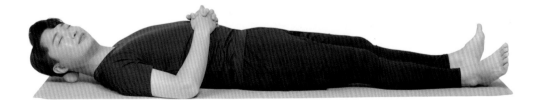

손바닥으로 광대뼈 밀어올리기

말을 할 때나 음식을 씹을 때 움직이는 교근은 광대뼈와 턱뼈를 잇는다. 교근이 긴장해서 짧아지면 편두통이 나타나며 입이 잘 벌어지지 않고 입을 벌릴 때 턱과 어금니, 귀, 눈썹 등 얼굴 옆면에 통증이 발생한다. 이명이나 중이염, 눈이 충혈되는 증상도 나타난다. 교근을 이완해 통증을 줄이고 턱이 더 쉽게 벌어지게 만들어보자.

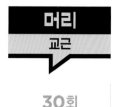

》 클로즈 업

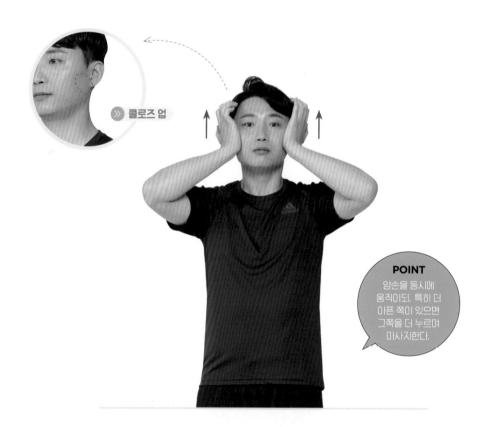

POINT
양손을 동시에 움직이되, 특히 더 아픈 쪽이 있으면 그쪽을 더 누르며 마사지한다.

1 》 광대뼈와 귀 아래 턱의 각진 곳 사이에 손바닥 아래의 넓은 부분을 댄다. 손바닥을 광대뼈 방향으로 지그시 누르면서 올린다.

입을 '오' 하며 벌린
다음 입술을 입 안으로
모으면 자극이 더
커진다.

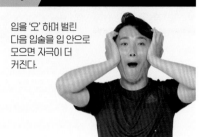

주의
너무 아프면 동작을
멈추고, 입도
무리해서 벌리지
않는다.

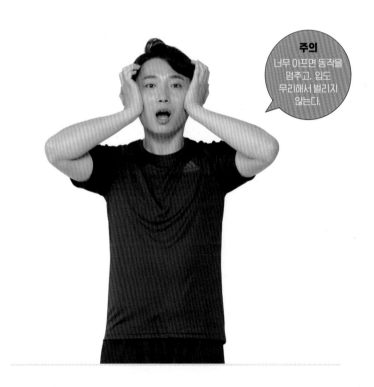

 >> 광대뼈 위치에서 손을 멈춰서 턱을 고정하고
입을 벌려 10초간 자세를 유지한다.

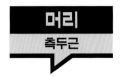

머리
측두근

30회

손바닥으로 관자놀이 밀어올리기

눈썹 옆이나 윗니 부근의 통증을 없애는 스트레칭. 측두근 때문에 발생하는 머리 옆면의 통증, 더 많이 씹는 쪽으로 돌아간 턱의 비대칭, 턱이 잘 안 벌어지는 증상에도 효과가 좋다. 얼굴 전체의 혈액 순환을 도와, 얼굴색이 밝아지고 부기도 빠진다.

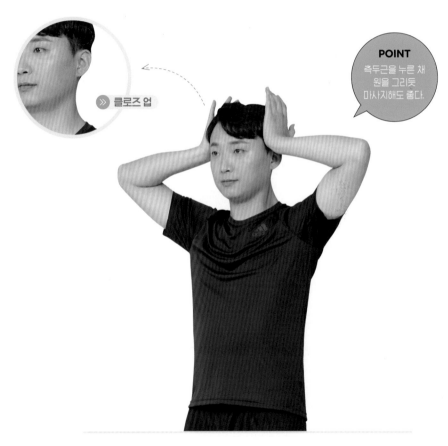

» 클로즈 업

POINT
측두근을 누른 채
원을 그리듯
마사지해도 좋다.

1 » 양손으로 뺨을 감쌌을 때 손끝이 닿는 곳(측두근)에
손바닥 아래의 넓은 부분을 댄다.

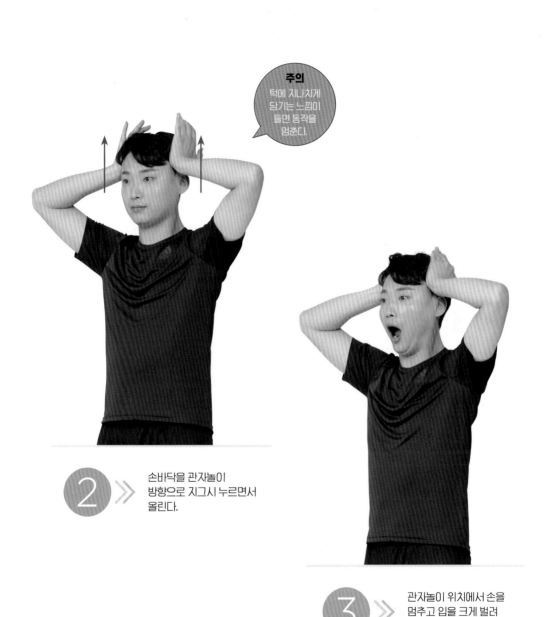

주의
턱에 지나치게
당기는 느낌이
들면 동작을
멈춘다.

2 ›› 손바닥을 관자놀이
방향으로 지그시 누르면서
올린다.

3 ›› 관자놀이 위치에서 손을
멈추고 입을 크게 벌려
10초간 자세를 유지한다.

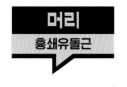

흉쇄유돌근 잡고 고개 기울이기

머리뼈와 어깨, 쇄골을 잇는 흉쇄유돌근은 고개를 좌우로 돌리거나 기울이는 역할을 한다. 고개를 앞으로 숙인 자세를 자주 취하면 흉쇄유돌근이 수축해서 목 뒤와 어깨, 턱, 뺨, 눈, 귀, 이마에 묵직하거나 찌르르한 통증이 발생한다. 짧아진 흉쇄유돌근을 풀어 목과 어깨, 얼굴 전체의 통증을 없애보자.

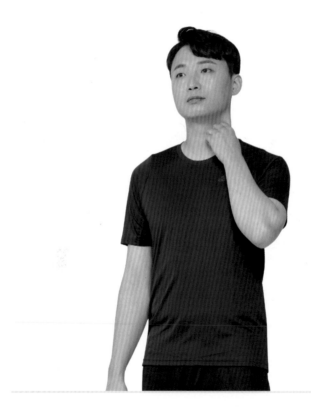

 고개를 오른쪽으로 기울인 다음 왼쪽 귀끝에서 아래로 10cm 정도 내려와 목 옆에 튀어나온 흉쇄유돌근을 왼손 엄지손가락과 검지손가락으로 가볍게 잡는다.

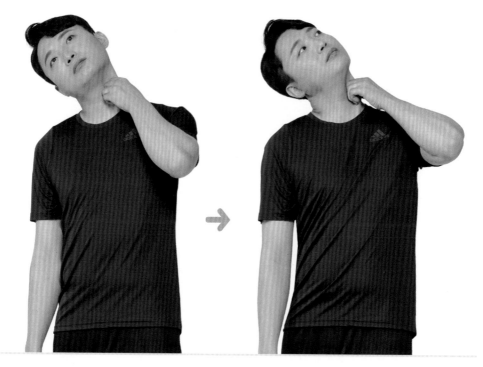

Tip ▷ 흉쇄유돌근을 풀어주는 자세 이완 기법

베개를 베고 누워서 한 손으로 흉쇄유돌근을 잡고 목을
반대쪽으로 회전시킨다. 몸에서 힘을 뺀 채 근육이 말랑해질
때까지 90초간 숨을 들이마시고 내쉰다.

고개를 왼쪽으로 돌리면서 오른쪽으로 기울여 천장을 바라본다. 천천히
1번 자세로 돌아와 고개를 오른쪽으로 돌리면서 왼쪽 어깨에 가까워지도록
기울인다. 반대쪽도 같은 방법으로 실시한다.

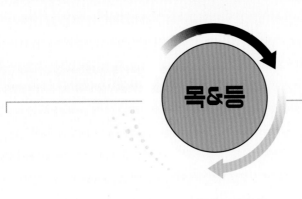

목&등

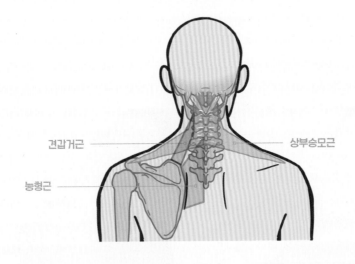

견갑거근

상부승모근

능형근

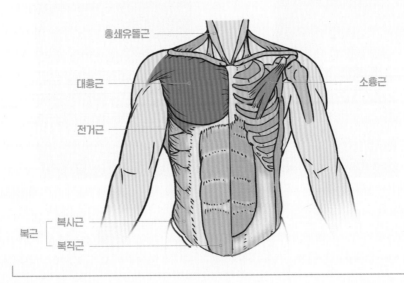

흉쇄유돌근

대흉근

소흉근

전거근

복근 — 복사근

복직근

목이 아픈 사람이 정말 많습니다. 컴퓨터를 많이 하고, 휴대폰을 지나치게 들여다보고, 운전을 오래 하고, 일상생활에서 바쁘게 일하느라 목을 긴장시킨 채로 지내죠. 특히 오래 앉아 있는 자세는 목을 너무나 쉽게 망가뜨립니다. 거의 항상 목이 아프거나 아프지 않더라도 뻐근하고 묵직한 통증, 결림, 찌르르하고 불쾌한 증상을 달고 삽니다.

그래서 목뼈의 C자 커브를 살려준다는 베개가 불티나게 팔리고, 집에서도 물리치료를 할 수 있다는 전기치료기기가 인기죠. 운동으로 목의 통증을 해결해보겠다는 사람들을 위해 유튜브에는 수많은 영상이 올라와 있습니다.

공통적으로 목 통증에 대해 조언하는 사람들은 "바른 자세를 해야 한다"고들 합니다. 하지만 대부분 어떤 자세가 바른 자세인지 정확하게 알지 못합니다. 오히려 목을 더 망가뜨리는 자세를 따라 하는 걸 수도 있습니다.

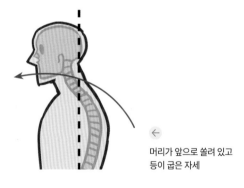

← 머리가 앞으로 쏠려 있고 등이 굽은 자세

이런 그림을 본 적이 있을 겁니다. 머리가 앞으로 나오면서 등이 구부정해지고 어깨가 말린 나쁜 자세를 표현한 그림이죠. 이런 자세가 되면 가슴의 대흉근과 소흉근, 등의 상부승모근과 견갑거근이 짧아지며 고개를 움직이는 목의 흉쇄유돌근 및 등의 능형근, 옆구리의 전거근은 늘어나버린다는 설명도 곁들입니다.

오랫동안 들어온 "어깨를 펴고 턱을 당겨야 바른 자세다!"라는 말에 따라 다니는 아래의 그림은 어떤가요? 정말 바른 자세로 보이나요?

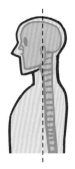

← 턱을 당겨서 집어넣고 어깨를 뒤로 편 자세

안타깝게도 어깨를 펴고 턱을 당긴 자세를 오래 취하면 '일자목 - 편평등'이 되기 쉽습니다. 바른 자세로 교정하겠다고 노력하다가 오히려 목뼈의 커브가 사라진 바람에 병원을 찾아오는 사람들이 많습니다. 통증도 더 심해지고요. 자세에 신경을 쓰지 않아서 등이 굽고, 머리가 앞으로 튀어나가는 거북목 자세는 물론 안 좋습니다. 하지만 더 안 좋은 것은 억지로 턱을 당기고, 억지로 어깨를 펴다가 자세가 굳어지는 '일자목 - 편평등'입니다.

아래의 사진도 비교해가며 살펴봅시다. 얼핏 오른쪽의 힘이 딱 들어

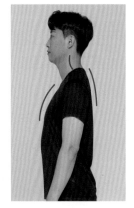

[일반적인 자세]

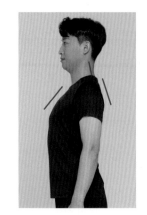

[군인(밀리터리) 자세]

간 자세가 좋아 보입니다. 하지만 바른 자세를 만들겠다고 오른쪽의 군인 자세처럼 턱을 당기고 어깨를 펴면 몸이 원래 가지고 있어야 하는 등뼈(흉추)의 커브가 사라집니다. 또 구부정해진 가슴 근육을 늘여서 폈다고 생각하기 쉽지만 사실 가슴 근육이 시작하는 흉곽이 들린 상태이기 때문에 그 위의 대흉근과 소흉근도 짧아집니다. 결과적으로 허리부터 등을 지나 목까지 이어진 척추기립근이 과도하게 긴장되고, 긴장으로 굳은 척추기립근이 등뼈의 움직임을 방해해서 원활하게 움직이지 못합니다. 등뼈가 잘 움직이지 못하면 그만큼 목뼈가 더 많은 일을 해야 하고, 목뼈 사이의 디스크가 빨리 닳고 퇴행되어서 디스크 탈출이 되기도 합니다.

목의 통증을 잠재우려면 목뼈를 가만히 두고, 목 주위의 근육과 관절을 잘 움직이게 해주면 됩니다. 잘 움직이기 위해서는 불필요한 긴장을 풀어주고, 약해서 못 움직이는 근육은 강화시키고, 근육이 원래 지닌 움직임의 범위를 넓혀야 합니다. 그러면 자연스럽게 우리 몸은 바른 자세로 회복하는 싸이클에 들어서게 됩니다.

지금까지 목이 아파지는 유형은 크게 두 가지, '거북목 - 굽은등'과 '일자목 - 편평등'이 있다고 설명했습니다. 등뼈의 움직임을 원래대로 회복시키는 흉추 가동성 운동을 시행한 뒤 자신의 유형에 따라 스트레칭을 해보세요.

30회

누워서 무릎 세우고 허리 비틀기

어깨를 편 자세를 유지하는 근육들을 움직이고 등뼈(흉추)를 움직여 굳은 등 근육들을 활성화시킨다. 어깨의 정렬이 좋아지고 등뼈와 주변의 근육들이 부드러워져서 목으로 가는 부담이 줄어들어 뻐근하고 묵직한 목 아랫부분의 통증이 해소된다.

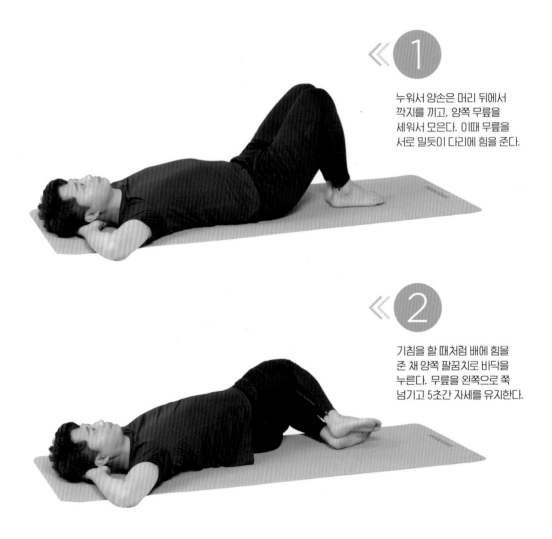

1

누워서 양손은 머리 뒤에서 깍지를 끼고, 양쪽 무릎을 세워서 모은다. 이때 무릎을 서로 밀듯이 다리에 힘을 준다.

2

기침을 할 때처럼 배에 힘을 준 채 양쪽 팔꿈치로 바닥을 누른다. 무릎을 왼쪽으로 쭉 넘기고 5초간 자세를 유지한다.

3

1번 자세로 돌아와 무릎을 오른쪽으로 넘기고 5초간 자세를 유지한다.

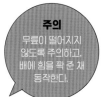

주의

무릎이 떨어지지 않도록 주의하고, 배에 힘을 꽉 준 채 동작한다.

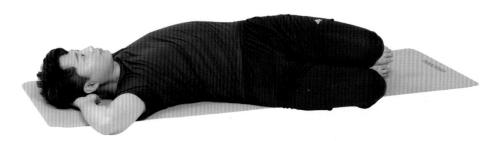

Tip 더 쉬운 흉추 가동성 운동 1

팔꿈치가 바닥에서 떨어지고 어깨가 아파서 깍지를 끼기 어려우면 양팔을 넓게 벌려서 손등을 바닥에 대고 동작한다.

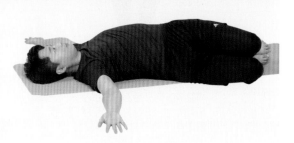

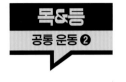
벽에 손 짚고 다른 팔 뻗기

가슴의 대흉근과 소흉근이 짧아지면 어깨를 앞으로 당긴다. 그러면 머리도 더 앞으로 당겨지면서 목뼈의 부담이 커지고, 목 근육들도 긴장되어 목에 뻐근한 통증이 생긴다. 단축된 대흉근과 소흉근을 늘여 날개뼈와 어깨의 움직임을 원활히 하고, 목과 어깨의 근육들도 이완시켜 목의 통증을 없앤다.

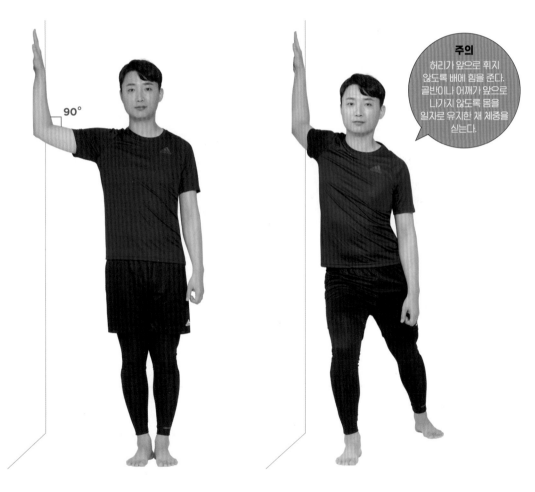

90°

주의
허리가 앞으로 휘지 않도록 배에 힘을 준다. 골반이나 어깨가 앞으로 나가지 않도록 몸을 일자로 유지한 채 체중을 싣는다.

1 ➤➤ 벽을 옆에 두고 한 걸음 떨어진 위치에 선다. 팔꿈치가 90도가 되도록 팔을 들고, 손바닥이 팔꿈치보다 조금 뒤에 오도록 벽을 짚는다.

2 ➤➤ 오른발을 앞으로 한 걸음 내딛고 무릎을 굽히면서 체중을 실은 채 5초간 자세를 유지한다.

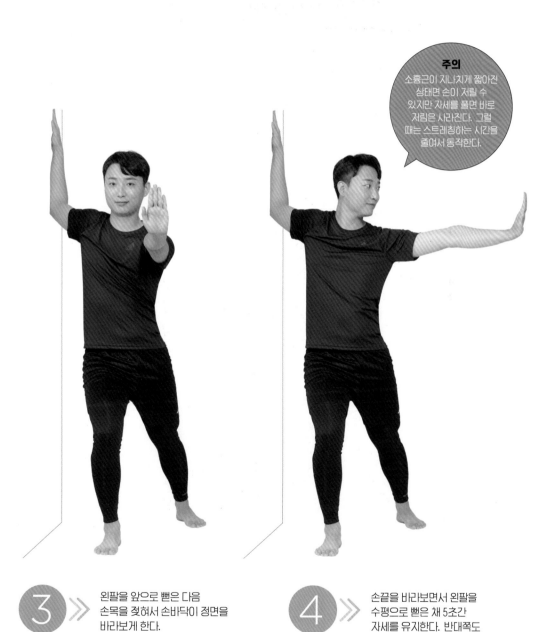

주의
소흉근이 지나치게 짧아진 상태면 손이 저릴 수 있지만 자세를 풀면 바로 저림은 사라진다. 그럴 때는 스트레칭하는 시간을 줄여서 동작한다.

③ 》》 왼팔을 앞으로 뻗은 다음 손목을 젖혀서 손바닥이 정면을 바라보게 한다.

④ 》》 손끝을 바라보면서 왼팔을 수평으로 뻗은 채 5초간 자세를 유지한다. 반대쪽도 같은 방법으로 실시한다.

143

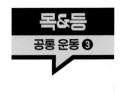

목&등
공통 운동 ❸

10회

폼롤러에 누워서 만세하기

짧아진 채 굳은 가슴의 대흉근과 소흉근을 늘여서 굽은 어깨와 등을 편다.
목과 어깨, 등의 늘어난 근육도 원래대로 되돌린다. 뻐근하고 뻣뻣한 목의 통증,
무거운 어깨의 통증, 쿡쿡 쑤시는 날개뼈의 통증도 사라진다.

 폼롤러에 목부터 허리가 닿도록
눕는다. 손등이 바닥에 닿도록
팔꿈치를 90도로 구부리고, 양쪽
무릎을 세운다.

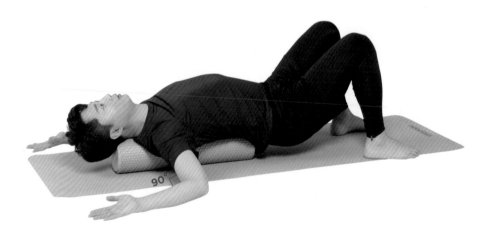

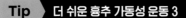

Tip 더 쉬운 흉추 가동성 운동 3

팔을 위아래로
움직이기 어려우면
손등과 팔꿈치를
바닥에 붙인 채
그대로 누워서
1~2분간 가슴을
펴도 된다.

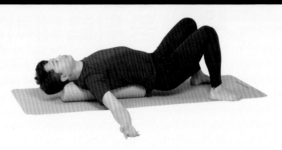

2 ▶▶ 팔을 위로 쭉 뻗어 만세를 하고
5초간 자세를 유지한다. 이때
허리가 뜨지 않도록 배에 힘을
주어 누른다.

TIP

손이 바닥에서
뜨면 가벼운
물통이나 아령을
들고 동작한다.

주의
어깨가 아프면
팔꿈치를 펴고 만세
자세를 했다가 차렷
자세로 돌아오는
동작을 반복한다.

3 ▶▶ 손등을 바닥에 붙인 채 쓸 듯이
팔을 최대한 내리고 팔꿈치를
굽혀서 5초간 자세를 유지한다.

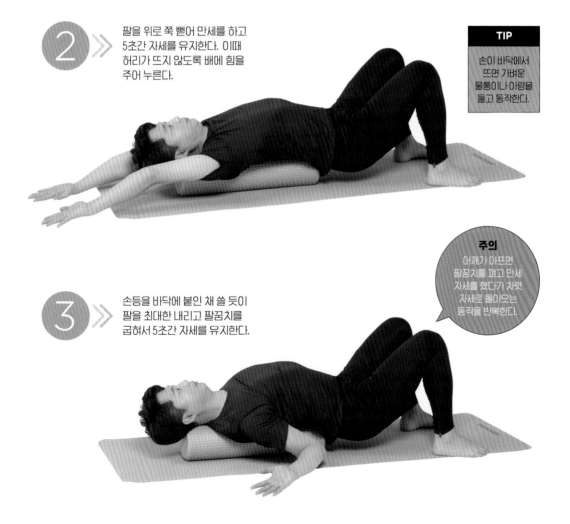

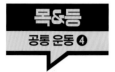
양팔로 수건 당기며 등 뒤로 내리기

날개뼈(견갑골)의 움직임을 회복시켜 등의 상부승모근과 가슴의 대흉근, 소흉근에 연결된 쇄골 부위를 강화한다. 특히 날개뼈를 붙잡고 모으는 역할을 하는 근육들의 힘을 키워서 바른 자세를 유지하는 지구력을 기를 수 있다. 삐거덕거리는 목의 불편감도 나아진다.

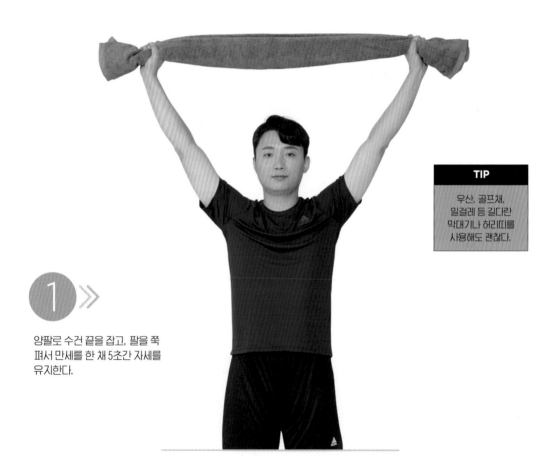

TIP

우산, 골프채, 밀걸레 등 길다란 막대기나 허리띠를 사용해도 괜찮다.

1 »

양팔로 수건 끝을 잡고, 팔을 쭉 펴서 만세를 한 채 5초간 자세를 유지한다.

2 »

천천히 뒤통수와 등을
스치듯이 팔을 내려서 5초간
자세를 유지한다.

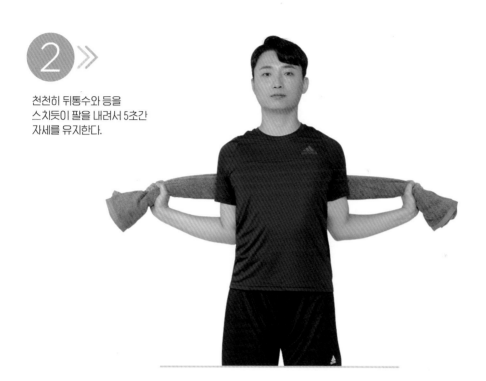

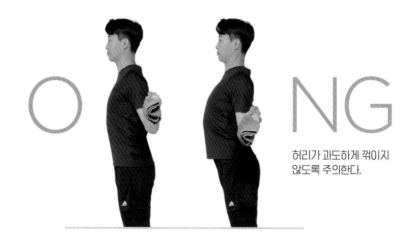

O

NG

허리가 과도하게 꺾이지
않도록 주의한다.

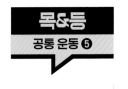
쇄골에 손 대고 고개 젖히기

흉쇄유돌근의 힘을 강화하고 긴장을 풀어서 머리를 앞으로 내밀거나 턱을 자꾸
들고 있는 자세를 바르게 되돌린다. 목 뒤의 통증을 드라마틱하게 줄이고,
머리와 눈도 가볍고 맑아진다.

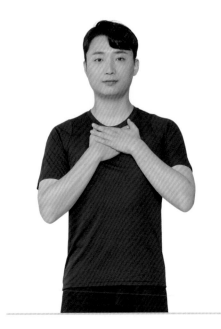

 양손을 포개서 쇄골
아래에 겹쳐 대고, 팔에
살짝 힘을 주어 아래로
당기듯 고정한다.

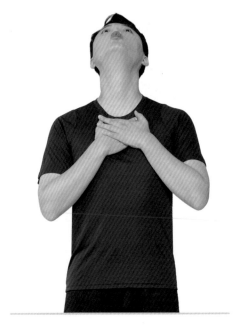

 입을 '우' 하며 입술을
내밀고 고개를 최대한
젖혀 5초간 자세를
유지한다.

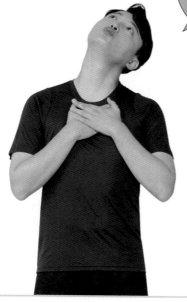

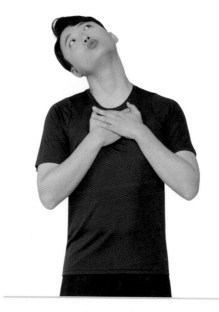

POINT
고개를 기울이면서
천장을 볼 때 귀와
턱도 당기는 느낌이
든다.

3 ≫ 입술을 내민 자세를
유지하면서 고개를
왼쪽으로 기울이고
5초간 자세를 유지한다.

4 ≫ 2번 자세로 돌아와
고개를 오른쪽으로
기울이고 5초간
자세를 유지한다.

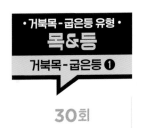
엎드려서 날개뼈 모으며 팔 들기

등이 굽으면서 늘어난 척추기립근과 승모근을 강화하며 원래 길이로 되돌리고 굽은 등을 펴준다. 앞에서 소개한 '공통 운동 1~2(p.140~142)'로 등이 구부러지는 힘을 줄인 다음 이 동작으로 다시 등을 펴는 힘을 길러주면 어깨가 말린 굽은등 자세가 교정된다.

가슴 아래부터 골반까지 베개를 두고 엎드려서 이마를 바닥에 댄다. 주먹을 쥐고 양팔을 45도가 되도록 위로 뻗은 다음 엄지손가락이 천장을 향하도록 편다.

POINT
골반으로 베게를 누르듯 엉덩이에 힘을 주어 자세를 유지한다.

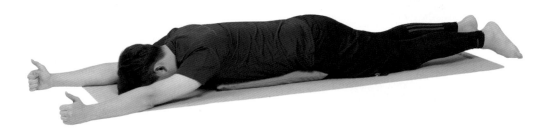

양팔을 10cm 정도 들어서 5초간 자세를 유지한다.

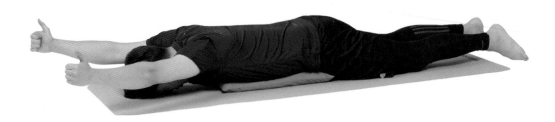

③ 》 그대로 양팔을 90도, 180도가 되도록
옆으로 뻗었다가 들어서 5초씩 자세를
유지한다.

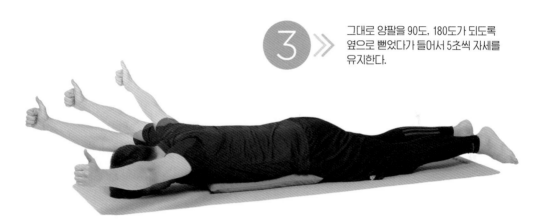

④ 》 엎드린 자세에서 양팔을 최대한 아래로
뻗었다가 들어서 날개뼈를 모은 채 5초간
자세를 유지한다.

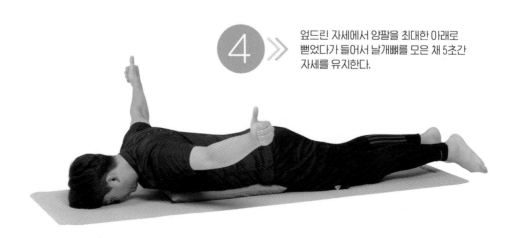

팔 들고 허리 내밀며 고개 젖히기

앞으로 구부러진 목과 등 때문에 짧아진 복근과 대흉근을 길게 늘이고 펴준다. '거북목 - 굽은등' 자세인 사람에게 필수적인 스트레칭이다. 나쁜 자세를 만드는 힘을 줄일 수 있고, 바른 자세를 더 오래 유지할 수 있는 몸을 만들 수 있다.

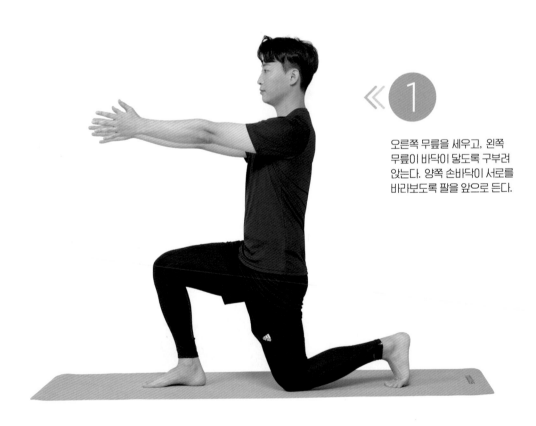

≪ 1

오른쪽 무릎을 세우고, 왼쪽 무릎이 바닥에 닿도록 구부려 앉는다. 양쪽 손바닥이 서로를 바라보도록 팔을 앞으로 든다.

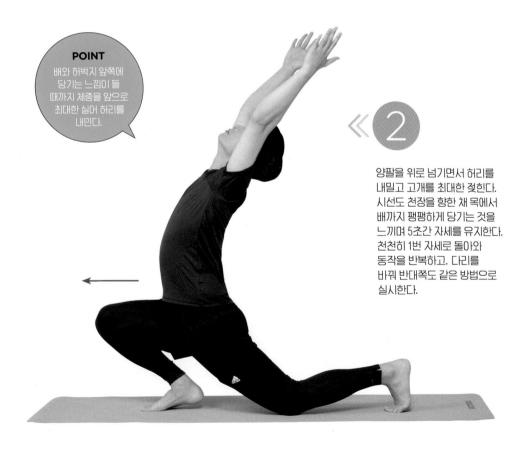

POINT

배와 허벅지 앞쪽에
당기는 느낌이 들
때까지 체중을 앞으로
최대한 실어 허리를
내민다.

≪2

양팔을 위로 넘기면서 허리를
내밀고 고개를 최대한 젖힌다.
시선도 천장을 향한 채 목에서
배까지 팽팽하게 당기는 것을
느끼며 5초간 자세를 유지한다.
천천히 1번 자세로 돌아와
동작을 반복하고, 다리를
바꿔 반대쪽도 같은 방법으로
실시한다.

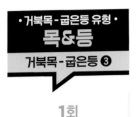

폼롤러에 엎드려서
숨 들이마시고 내쉬기

배의 복근과 횡격막은 물론이고 위나 소장, 대장도 근육조직인데
이 근육들이 긴장하면 등을 펴려는 힘과 반대로 작용해 몸을 앞으로
당긴다. 그러면 등이 굽고 어깨가 말린다. 깊은 호흡으로 마사지하듯
복부의 긴장을 풀어 굽은 등과 말린 어깨를 펴보자.

폼롤러를 배꼽 아래에 가로로
두고 엎드린다. 양손은 얼굴
앞에 뻗은 다음 포개고, 그 위에
이마를 댄다.

TIP
배가 아프면 힘이 잘 빠지지 않는다. 그럴 때는 폼롤러 위에 부드러운 수건을 덮거나 폼롤러 대신 수건을 단단하게 말아서 사용한다.

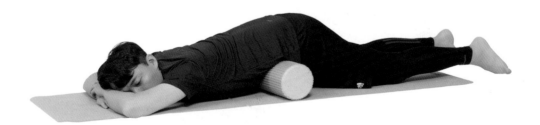

천천히 숨을 들이마시고
내쉬면서 온몸에서 힘을 뺀다.
힘이 빠진 것이 느껴지면 깊게
호흡하며 1분 이상 자세를
유지한다.

POINT
숨을 들이마시고 내쉴 때
전혀 안 아픈 사람도 있고,
많이 아픈 사람도 있다.
안 아프면 안 해도 되지만
아프면 자주 반복해서
배의 긴장을 풀어주는
것이 좋다.

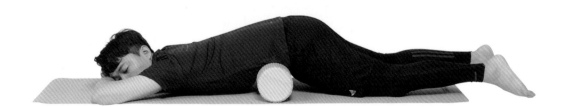

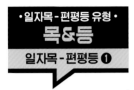

목 뒤에 손바닥 대고
팔꿈치 위로 들기

긴장하거나 과로하면 등의 견갑거근이 짧아져서 어깨가 솟는다. 이때 어깨의 상부승모근 때문에 아프다고 착각하는 경우가 많은데 견갑거근과 상부승모근은 날개뼈를 반대로 움직이는 근육이라, 상부승모근을 늘이면 잠깐 시원하지만 목과 어깨가 더 아파진다. 견갑거근을 늘여야 묵직한 목의 통증과 쿡쿡 쑤시는 날개뼈의 통증이 사라진다.

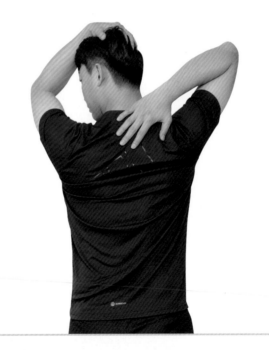

 ≫ 오른손을 뒷목 아래에 댄다. 왼손으로 머리를 잡고, 고개를 45도 방향으로 회전시킨 다음 숙인다.

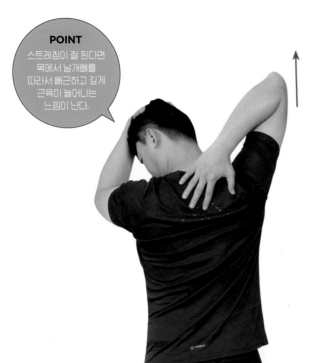

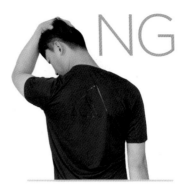

POINT
스트레칭이 잘 된다면
목에서 날개뼈를
따라서 뻐근하고 깊게
근육이 늘어나는
느낌이 난다.

NG

머리만 잡고 숙이는
스트레칭은 견갑거근이
늘어나지 않고 상부승모근이
늘어나게 만들어서 오히려
목 아래와 어깨, 등의 통증을
악화시킨다.

(2) » 오른쪽 팔꿈치가 천장에 가까워지도록 들고
10초간 자세를 유지한다. 이때 어깨가 함께
으쓱 올라가지 않도록 날개뼈를 아래로
끌어내리고 팔꿈치만 올린다는 느낌으로
동작한다. 반대쪽도 같은 방법으로 실시한다.

| **Tip** | **견갑거근 스트레칭을 해야 할 때** |

- 상부승모근 스트레칭을 했는데 목과
  어깨가 더 아플 때.
- 목과 어깨 사이에 돌처럼 단단한 것이
  만져질 때(단단한 것은 뭉친 근육이
  아니라 '날개뼈 위쪽에 튀어나온 뼈'인
  경우가 많다).
- 목의 시작점과 어깨의 끝점을 이었을
  때 어깨가 아래로 많이 처져 있을

  때(하견이라고도 부르는 자세인데 직각
  어깨의 반대인 '어깨가 처진 체형'을
  가리킨다).
- 목이 뻣뻣하게 아플 때(특히 목이 한쪽
  방향으로 잘 회전하지 않으면 반대쪽의
  짧아진 견갑거근을 늘여줘야 한다).
- 한쪽으로 가방을 자주 메거나 가방이
  어깨에서 잘 흘러내릴 때.

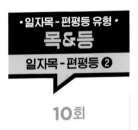

양팔 교차해서 아래로 뻗으며 허리 숙이기

일자목 – 편평등인 사람은 의식적으로 등을 자주 펴는데, 그런 동작을 하면 날개뼈 안쪽에서 척추로 이어진 근육인 능형근에 피로가 쌓이고 길이가 단축된다. 이로 인해 등 안쪽에 욱씬거리고 쑤시는 통증이 나타난다. 특히 앉아 있을 때 더 아프고, 서 있거나 누우면 덜 아픈데 능형근에 쌓인 피로를 덜어내고 원래 길이대로 늘여야 목에서 등까지 이어진 통증이 사라진다.

의자에 앉아서 무릎을
모으고 양팔을 X자로
교차시켜 아래로 뻗는다.

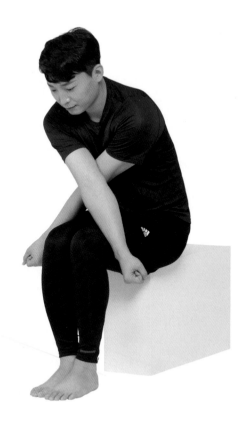

최대한 낮게 허리를 숙이면서
팔을 깊게 교차한다. 양팔로
무릎을 꽉 조이면서 무릎에도
힘을 주어 팔을 바깥쪽으로
민 채 5초간 자세를 유지한다.

POINT
팔은 무릎을 안쪽으로
모으고, 무릎은 팔을
바깥으로 밀어내며 힘을 주는
동안 능형근이 늘어난 채
자극되어 원래의 길이로
회복하는 힘이 생긴다.

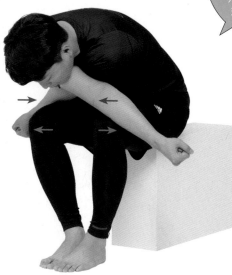

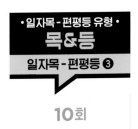

• 일자목 - 편평등 유형 •
목&등
일자목 - 편평등 ❸

10회

양팔 만세하고 어깨 으쓱 올리기

상부승모근이 약해져서 어깨가 처지면 목이 뻐근하고 담에 잘 걸린다. 이때 고개를 앞으로 당기는 스트레칭을 많이 하는데 이는 약해진 상부승모근을 더 힘없이 늘어나게 만든다. 상부승모근에 적절한 긴장감을 심어주는 강화 스트레칭으로 목과 등의 뼈를 탄탄하게 붙잡아야 통증이 완화된다.

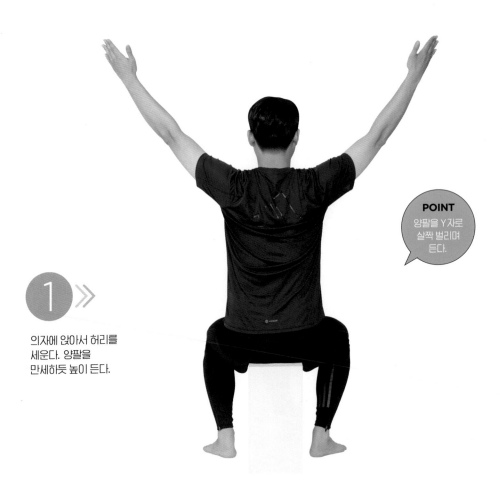

POINT
양팔을 Y자로
살짝 벌리며
든다.

1 ≫

의자에 앉아서 허리를
세운다. 양팔을
만세하듯 높이 든다.

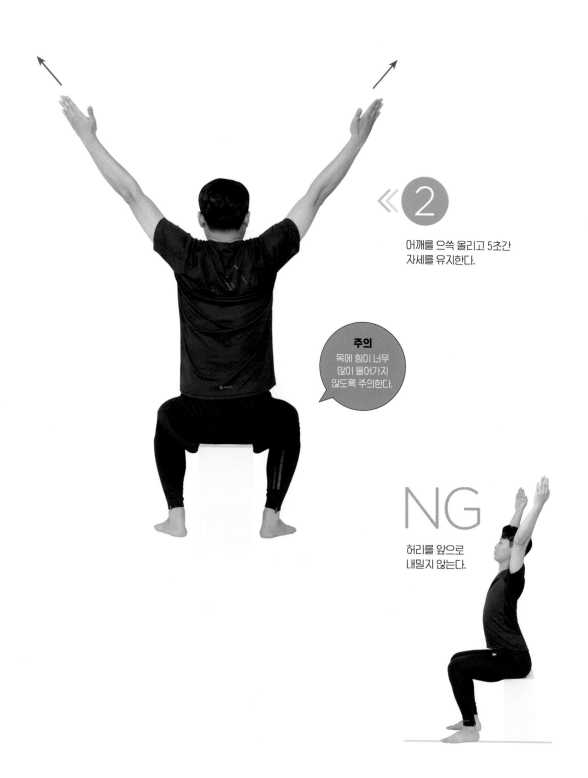

≪ 2

어깨를 으쓱 올리고 5초간
자세를 유지한다.

주의
목에 힘이 너무
많이 들어가지
않도록 주의한다.

NG

허리를 앞으로
내밀지 않는다.

벽에 손등 대고 양팔 올리기

편평등 자세는 갈비뼈도 편평하게 만들어 등부터 가슴 앞쪽으로 옆구리를 감싼 전거근을 약화시킨다. 그러면 어깨를 움직일 때 날개뼈와 갈비뼈가 부딪혀 소리가 나며, 날개뼈 아래·옆구리가 아프고 조금만 걸어도 숨이 차며 가슴이 콕콕 찔리고, 아픈 쪽으로 눕기 어렵다. 날개뼈의 안정적인 움직임을 이끌어내는 강화 스트레칭으로 등과 옆구리의 통증을 해소한다.

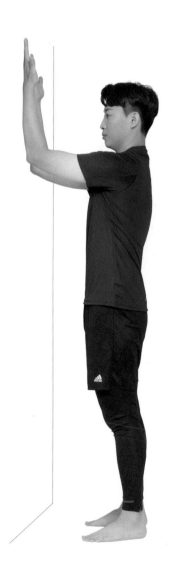

1 »

벽을 보고 붙어 서서 배에 힘을 주고 허리를 세운다. 양쪽 손등을 대고 팔꿈치를 어깨 높이로 든다.

TIP

처음에는 맨손으로 하고, 점차 전거근에 힘이 생기면 수건이나 양손으로 세라밴드를 잡고 가로로 당기면서 동작한다. 그러면 더 강한 자극을 얻을 수 있다.

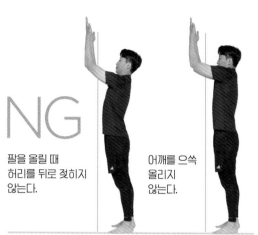

NG

팔을 올릴 때
허리를 뒤로 젖히지
않는다.

어깨를 으쓱
올리지
않는다.

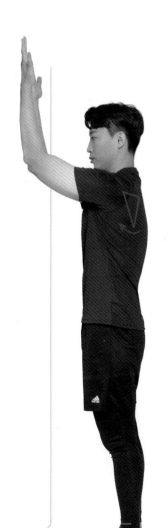

POINT

팔을 올린 자세를
유지하는 것이 힘든
동작이다. 날개뼈를
벌리는 힘이 느껴지면
동작을 잘 따라 하고
있는 것이다.

≪2

척추는 고정한 채 가능한 만큼
팔을 올리고 10초간 자세를
유지한다. 이때 팔꿈치가
벌어지지 않도록 주의한다.

엎드려서 척추에 커브 만들기

편평등은 흉추의 커브가 사라진 상태다. 쭉 펴진 척추의 커브를 다시 만드는 스트레칭으로 목과 어깨, 등, 허리 통증을 완화하는 데 매우 큰 효과를 낸다. 아주 중요한 운동이지만 자세하게 신경 쓸 부분이 많기 때문에 꼼꼼히 살펴보고 동작을 따라 하는 것이 좋다.

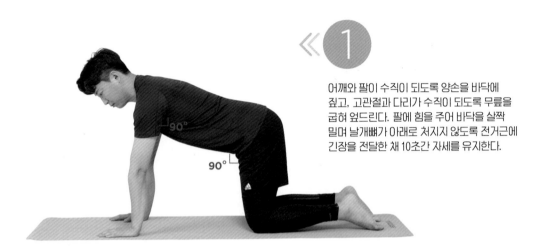

1

어깨와 팔이 수직이 되도록 양손을 바닥에 짚고, 고관절과 다리가 수직이 되도록 무릎을 굽혀 엎드린다. 팔에 힘을 주어 바닥을 살짝 밀며 날개뼈가 아래로 처지지 않도록 전거근에 긴장을 전달한 채 10초간 자세를 유지한다.

2

골반을 앞으로 굴린다. 배가 아래로 처지지 않도록 힘을 주며 허리뼈(요추)에 커브를 만든 채 10초간 자세를 유지한다. 이때 날개뼈가 뜨지 않도록 주의한다.

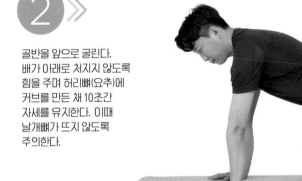

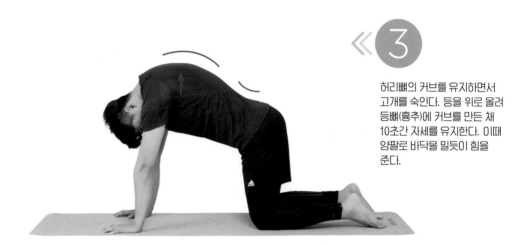

《 3

허리뼈의 커브를 유지하면서
고개를 숙인다. 등을 위로 올려
등뼈(흉추)에 커브를 만든 채
10초간 자세를 유지한다. 이때
양팔로 바닥을 밀듯이 힘을
준다.

4 》

허리뼈 커브와 등뼈 커브를
유지하면서 고개를 든다.
시선은 앞을 향한 채 10초간
자세를 유지한다. 이때
귓구멍의 위치를 최대한
고정한다는 느낌으로 천천히
고개를 든다.

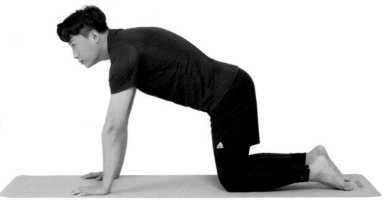

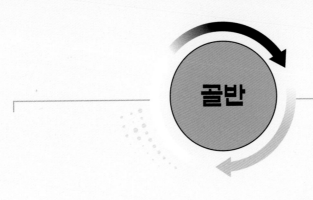

골반

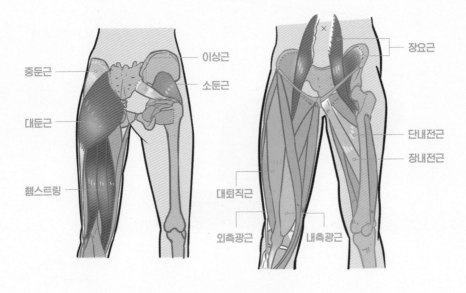

중둔근
대둔근
햄스트링

이상근
소둔근

장요근

단내전근
장내전근

대퇴직근

외측광근 　내측광근

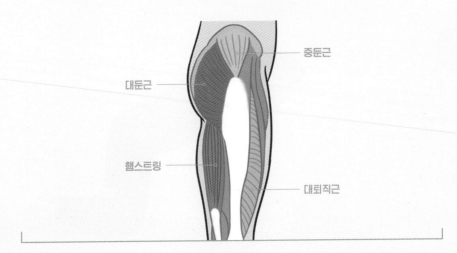

중둔근
대둔근
햄스트링
대퇴직근

허리와 골반에는 우리 몸에서 가장 큰 근육들이 존재합니다. 엉덩이의 대둔근, 중둔근, 소둔근, 이상근이 있으며 척추의 끝 부분인 꼬리뼈와 이를 받치고 있는 골반뼈를 중심으로 좌우에 고관절이 위치하며 양쪽 대퇴골로 이어지는 근육들 중 허벅지 앞면에는 대퇴사두근, 허벅지 뒷면에는 햄스트링이 있습니다. 척추에서 골반뼈를 지나 허벅지에 연결된 장요근도 빠뜨릴 수 없죠.

골반 주위의 근육들은 허리서부터 시작해, 허벅지와 다리, 무릎 아래까지 연결되어 있습니다. 근육의 크기가 큰 만큼 맡은 역할도 다양하고 중요합니다. 허리를 숙이고 돌리며, 다리를 안쪽·바깥쪽으로 회전시키는 등 몸의 중심부와 하체의 움직임을 담당합니다.

골반 주위 근육들이 긴장하고 잘 늘어나지 못해서 다리의 움직임에 문제가 생기고, 골반의 균형도 깨진 상태가 되면 어떨까요? 골반 아래의 모든 부위 즉, 하체 이곳저곳에 통증이 나타나기 시작합니다. 양쪽 골반의 높이가 달라지거나 한쪽 골반이 몸 앞쪽으로 밀려나오듯 회전할 수 있습니다. 그러면 허리 아래가 묵직하고 뻐근한 통증이나 골반 옆이 삐끗한 것처럼 아픈 통증, 걸을 때마다 고관절이 삐거덕거리는 통증, 허벅지가 따끔한 듯한 통증이 나타납니다.

그뿐일까요? 골반의 균형이 깨지면 다리를 회전시키는 움직임이 부자연스러워지는 것은 물론이고 허리부터 등, 목까지 이어진 상체에도 무게의 전달과 분배에 문제가 생겨 통증이 생깁니다.

허리를 앞으로 숙이는 동작을 예로 들어보겠습니다. 앞으로 숙이는 동작은 허리와 고관절이 함께 구부러지는 움직임이 관여합니다. 만약 골반과 고관절의 근육들이 긴장하여 잘 늘어나지 못하면 허리를 숙일 때 고관절에서 움직이지 못하는 만큼 허리관절과 그 관절을 잡고 있는 근육들이 힘을 더 쓰게 됩니다. 두 명이 할 일을 한 명이 전부 해야 한다고 생각하면 이해하기 쉽습니다. 혼자서 일을 아예 못하는 건 아니지만 점점 힘들어지고 어느 순간 한계 상황에 부딪히면 허리는 통증으로 힘들다는 신호를 보냅니다.

혼자 일을 떠맡아 하던 허리에서 통증이 느껴지면 우리는 그제서야 '허리에 문제가 생겼다'고 생각하죠. 허리를 만져보면 근육들이 단단하게 뭉쳐서 살짝만 눌러도 아플 겁니다. 그러면 허리를 열심히 마사지하며 누르고 폼롤러를 굴리면서 단단해진 허리 근육을 풀어줍니다. 허리를 강하게 만들어준다는 운동도 따라 합니다. 하지만 원인을 해결하지 못하고 결과만 보고 들이는 노력이기 때문에 통증 해소 효과가 떨어집니다.

허리 근육을 마사지볼로 누르고 폼롤러를 굴릴 때는 지쳐 있는 근육들에 순간적으로 혈액이 순환되어 시원하기도 하고 통증이 조금 나아지는 것 같습니다. 하지만 고관절과 허리가 함께 할 일을 아직도 허리 혼자 하는 상황이라는 점은 변하지 않았으니, 조금 지나면 다시 허리가 아파지고 통증은 왔다 사라지기를 반복할 겁니다.

따라서 허리가 아프면 고관절의 유연성, 골반 주위 근육이 기능적으로 잘 작동하는지부터 확인해야 합니다. 10년 넘도록 물리치료사로 지내면서 허리가 아프다고 찾아온 환자들 대부분이 고관절의 유연성이 떨어져 있다는 사실을 확인했습니다. 그래서 여러분들에게도 먼저 고관절의 유연성을 회복시킬 것을 추천합니다.

특히 앞으로 소개할 p.170의 '앉아서 발바닥 맞대고 허리 숙이기'부터 p.178의 '앉아서 다리 포개고 허리 숙이기'까지의 5개 스트레칭은 앉은 자리에서 세트처럼 연달아 시행하면 좋습니다. 단, 허리 디스크 증세가 있으면 허리를 앞으로 숙이는 동작이 포함된 스트레칭이 디스크의 돌출 및 탈출을 앞당겨 다소 위험할 수 있으니 너무 지나치게 힘을 주며 허리를 숙이지 않고 숙일 수 있는 만큼만 동작해야 합니다. 허리 디스크를 앓고 있거나 평소 허리와 엉덩이가 쑤시듯 아프고 무릎 밑의 발가락까지 저린 증상이 있을 때는 p.180의 비둘기 자세를 응용한 '엎드려서 무릎 굽히고 척추 펴기'를 집중적으로 따라 하길 권합니다.

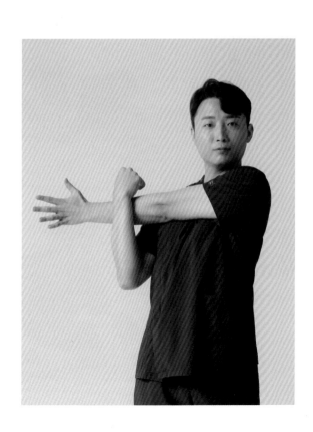

앉아서 발바닥 맞대고 허리 숙이기

골반 아래의 치골에서 허벅지뼈에 연결된 단내전근이 짧아지면 고관절이 뻣뻣해지고 다리를 벌리고 오므릴 때 '뚝' 하는 소리가 나며 아프다. 허벅지 안쪽의 찌릿함, 무릎 안쪽의 통증이나 저린 느낌, 정강이뼈를 따라 퍼지는 통증이나 부종도 나타난다. 손으로 직접 만질 수 없고 평소 주로 사용하지 않는 단내전근을 늘이고 유연성을 높여보자.

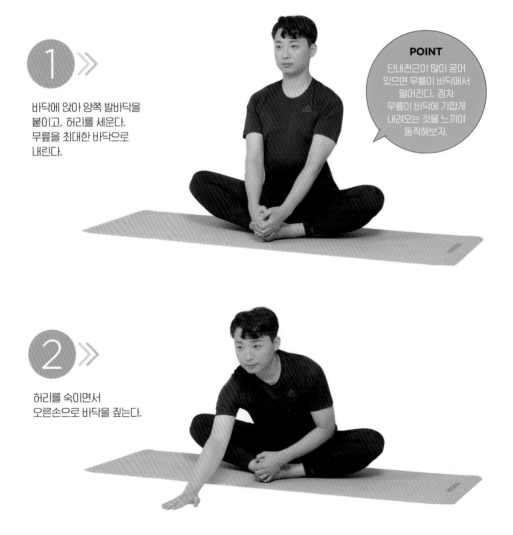

1 »

바닥에 앉아 양쪽 발바닥을 붙이고, 허리를 세운다. 무릎을 최대한 바닥으로 내린다.

POINT
단내전근이 많이 굳어 있으면 무릎이 바닥에서 떨어진다. 점차 무릎이 바닥에 가깝게 내려오는 것을 느끼며 동작해보자.

2 »

허리를 숙이면서 오른손으로 바닥을 짚는다.

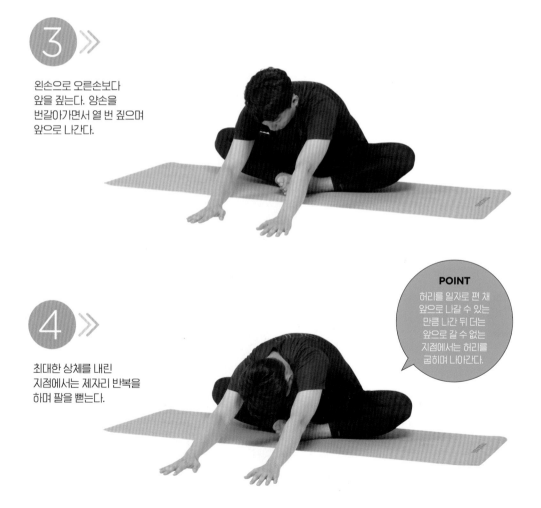

3 》》

왼손으로 오른손보다
앞을 짚는다. 양손을
번갈아가면서 열 번 짚으며
앞으로 나간다.

4 》

최대한 상체를 내린
지점에서는 제자리 반복을
하며 팔을 뻗는다.

POINT

허리를 일자로 편 채
앞으로 나갈 수 있는
만큼 나간 뒤 더는
앞으로 갈 수 없는
지점에서는 허리를
굽히며 나아간다.

앉아서 한쪽 다리 앞으로 뻗고 허리 숙이기

햄스트링은 허벅지 뒤의 반막양근, 반건양근, 대퇴이두근을 통칭하는 큰 근육으로, 앉아서 생활하면 짧아진다. 그러면 골반을 뒤로 당겨 허리가 뻐근하게 아프거나 허벅지 뒷면, 오금, 종아리까지 통증이 퍼져나간다. 햄스트링을 이완해 바른 자세로 앉도록 교정하고 허리와 하체의 통증을 덜어낸다.

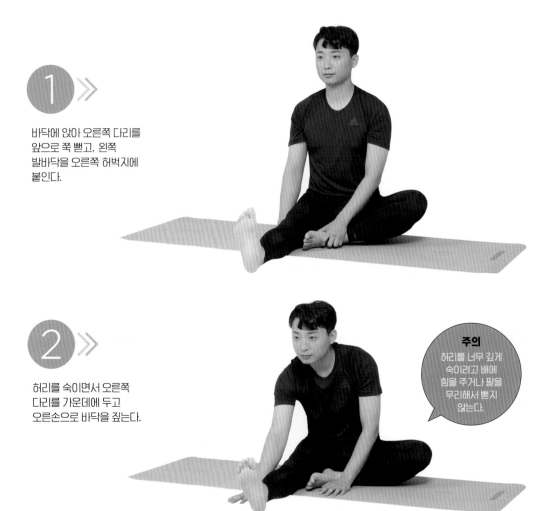

1 »

바닥에 앉아 오른쪽 다리를 앞으로 쭉 뻗고, 왼쪽 발바닥을 오른쪽 허벅지에 붙인다.

2 »

허리를 숙이면서 오른쪽 다리를 가운데에 두고 오른손으로 바닥을 짚는다.

주의
허리를 너무 깊게 숙이려고 배에 힘을 주거나 팔을 무리해서 뻗지 않는다.

172

왼손으로 오른손보다
앞을 짚는다. 양손을
번갈아가면서 열 번 짚으며
앞으로 나간다.

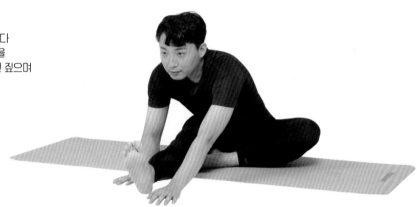

최대한 상체를 내린
지점에서는 제자리 반복을
하며 팔을 뻗는다. 1번
자세로 돌아와 다리를 바꿔
반대쪽도 같은 방법으로
실시한다.

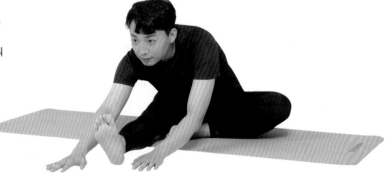

앉아서 한쪽 다리 옆으로 뻗고 허리 숙이기

허벅지 안쪽에 길게 붙은 장내전근을 늘여주는 스트레칭. 동시에 등의 광배근과 허리의 요방형근도 늘인다. 장내전근이 단축되면 나타나는 무릎 안쪽의 통증(거위발증후군)이나 광배근과 요방형근이 짧아지면 발생하는 허리의 뻐근하고 뻣뻣하며 묵직한 통증이 말끔히 해소된다.

5회

바닥에 앉아 오른쪽 다리를 45도 옆으로 뻗고, 왼쪽 무릎을 굽힌다. 허리를 세운다.

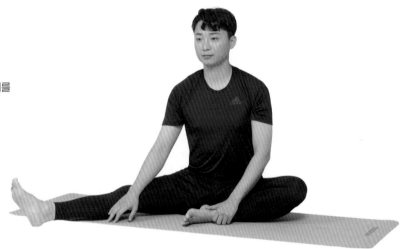

오른쪽 다리가 가운데에 오도록 상체를 오른쪽으로 돌린다. 허리를 숙이면서 오른손으로 바닥을 짚는다.

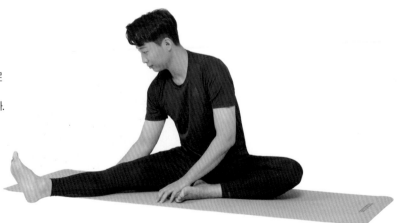

왼손으로 오른손보다 앞을
짚는다. 양손을 번갈아가며
열 번 짚으며 앞으로
나간다.

주의
왼쪽 엉덩이가
떨어지지 않도록
바닥에 붙이듯 힘을
준다.

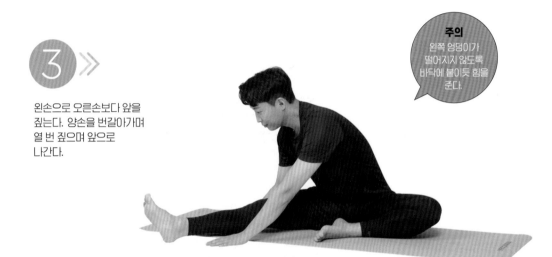

최대한 상체를 내린
지점에서는 제자리 반복을
하며 팔을 뻗는다. 1번
자세로 돌아와 다리를 바꿔
반대쪽도 같은 방법으로
실시한다.

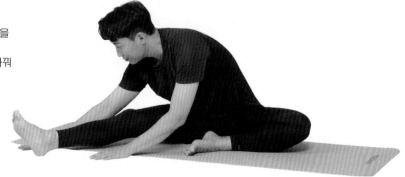

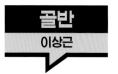

골반
이상근

10회

앉아서 다리 포개고 무릎 당기기

엉치에서 허벅지까지 이어져 고관절을 움직이는 이상근의 긴장을 해소하는 스트레칭. 이상근 아래로 지나는 좌골신경이 눌리면 허리부터 다리가 저릿저릿한 증상이 나타나는데 이를 허리 디스크로 착각하기 쉽다. 엉덩이의 저림, 허벅지와 다리 뒤쪽의 당김과 화끈거림, 자주 삐끗하는 허리를 바로잡는다.

1 ≫

바닥에 앉아 왼쪽 정강이가 골반과 평행하도록 무릎을 굽힌다.

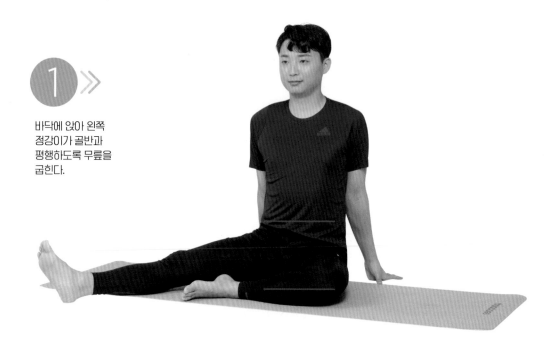

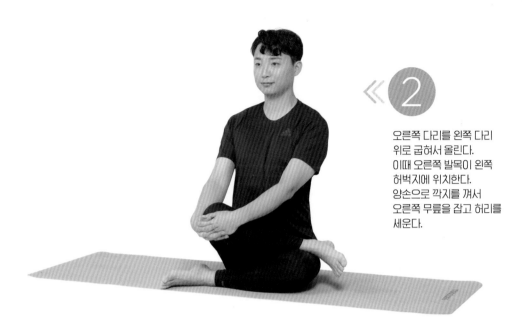

《2》

오른쪽 다리를 왼쪽 다리
위로 굽혀서 올린다.
이때 오른쪽 발목이 왼쪽
허벅지에 위치한다.
양손으로 깍지를 껴서
오른쪽 무릎을 잡고 허리를
세운다.

③ 》

오른쪽 무릎을 최대한 당긴
채 5초간 자세를 유지한다.
1번 자세로 돌아와 다리를
바꿔 반대쪽도 같은 방법으로
실시한다.

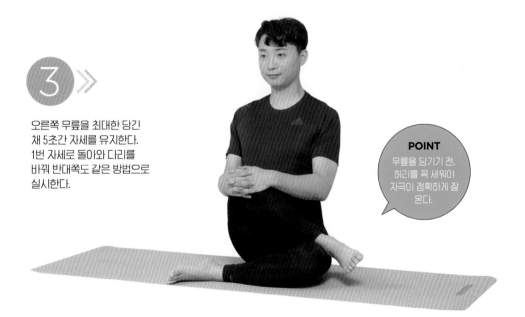

POINT
무릎을 당기기 전,
허리를 꼭 세워야
자극이 정확하게 잘
온다.

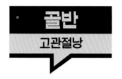
앉아서 다리 포개고 허리 숙이기

고관절을 감싼 관절낭(인대성 조직으로 관절을 단단하게 감싸고 있는 주머니)을 부드럽게 풀어줘 다리의 회전을 유연하게 한다. 오랫동안 고관절이 유연하게 움직이지 못하면 관절 안쪽도 굳어버리기 때문에 근육만 스트레칭해서는 유연한 움직임을 되찾을 수 없다. 근육을 늘인 다음 고관절낭을 스트래칭해야 안정적이고 탄력적으로 골반이 움직인다.

1 》

바닥에 앉아 왼쪽 정강이가 골반과 평행하도록 무릎을 굽힌다. 오른쪽 다리를 왼쪽 다리 위로 굽혀서 올린다.

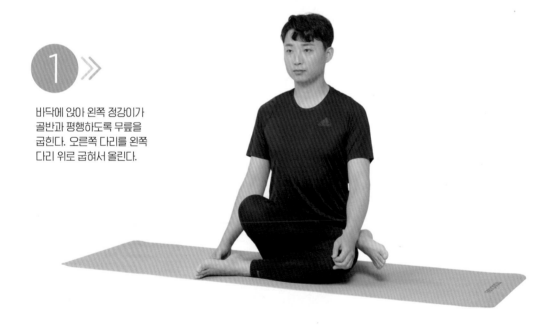

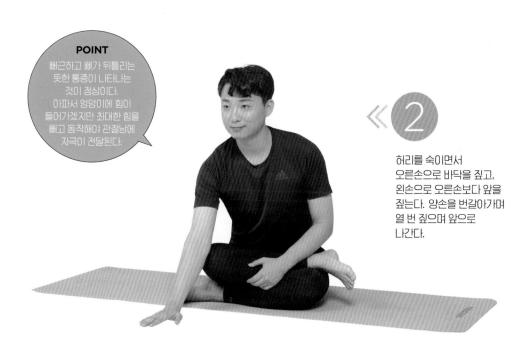

POINT

뻐근하고 뼈가 뒤틀리는 듯한 통증이 나타나는 것이 정상이다. 아파서 엉덩이에 힘이 들어가겠지만 최대한 힘을 빼고 동작해야 관절낭에 자극이 전달된다.

≪ 2

허리를 숙이면서 오른손으로 바닥을 짚고, 왼손으로 오른손보다 앞을 짚는다. 양손을 번갈아가며 열 번 짚으며 앞으로 나간다.

3 ≫

최대한 상체를 내린 지점에서는 제자리 반복을 하며 팔을 뻗는다. 1번 자세로 돌아와 다리를 바꿔 반대쪽도 같은 방법으로 실시한다.

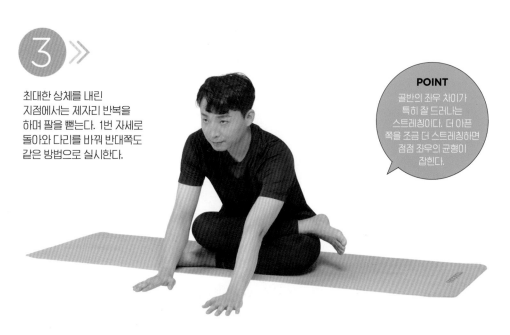

POINT

골반의 좌우 차이가 특히 잘 드러나는 스트레칭이다. 더 아픈 쪽을 조금 더 스트레칭하면 점점 좌우의 균형이 잡힌다.

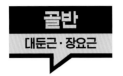

골반
대둔근 · 장요근

5회

엎드려서 무릎 굽히고
척추 펴기

요가 동작 중 '비둘기 자세'를 응용한 스트레칭. 엉덩이의 대둔근과 고관절의 장요근을 늘여 골반 주변의 뭉친 근육을 이완시킨다. 허리 아래쪽의 뻐근하고 묵직한 통증을 해소하고, 좌골신경통과 혈액 순환이 개선되는 효과도 준다. 허리로 가는 자극이 적기 때문에 허리 디스크 증상이 있어도 부담없이 할 수 있다.

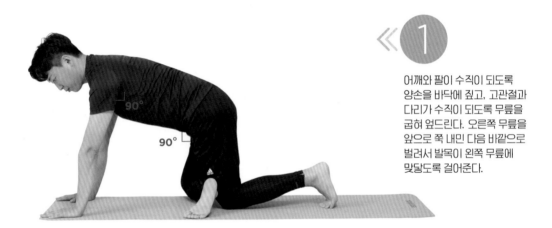

1

어깨와 팔이 수직이 되도록 양손을 바닥에 짚고, 고관절과 다리가 수직이 되도록 무릎을 굽혀 엎드린다. 오른쪽 무릎을 앞으로 쭉 내민 다음 바깥으로 벌려서 발목이 왼쪽 무릎에 맞닿도록 걸어준다.

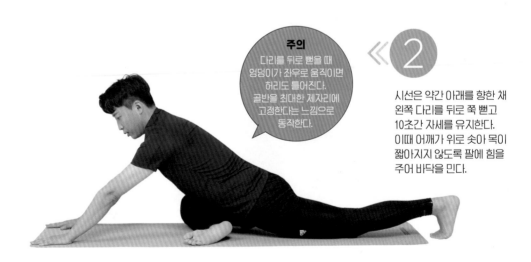

주의
다리를 뒤로 뻗을 때 엉덩이가 좌우로 움직이면 허리도 틀어진다. 골반을 최대한 제자리에 고정한다는 느낌으로 동작한다.

2

시선은 약간 아래를 향한 채 왼쪽 다리를 뒤로 쭉 뻗고 10초간 자세를 유지한다. 이때 어깨가 위로 솟아 목이 짧아지지 않도록 팔에 힘을 주어 바닥을 민다.

180

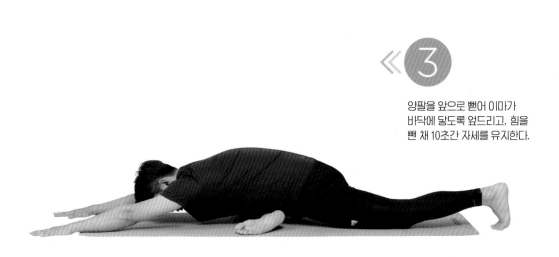

≪ 3

양팔을 앞으로 뻗어 이마가
바닥에 닿도록 엎드리고, 힘을
뺀 채 10초간 자세를 유지한다.

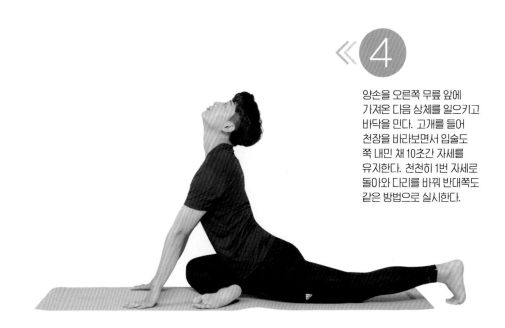

≪ 4

양손을 오른쪽 무릎 앞에
가져온 다음 상체를 일으키고
바닥을 민다. 고개를 들어
천장을 바라보면서 입술도
쭉 내민 채 10초간 자세를
유지한다. 천천히 1번 자세로
돌아와 다리를 바꿔 반대쪽도
같은 방법으로 실시한다.

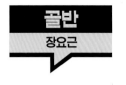
손 짚고 엎드려서 무릎 펴기

고관절 앞에서 허리를 잡아당기는 근육인 장요근이 짧아지면 앉아 있다가 일어날 때 허리를 곧바로 펴지 못하고 찌릿함이나 뻐근함을 느끼게 된다. 허리를 세우거나 뒤로 젖히는 동작도 잘 되지 않고, 순환이 방해받아 다리가 붓고, 오리 궁둥이가 되기도 한다. 단축된 장요근을 늘여 하체를 유연하게 풀어보자.

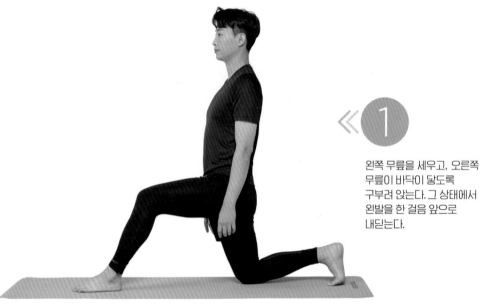

1

왼쪽 무릎을 세우고, 오른쪽 무릎이 바닥이 닿도록 구부려 앉는다. 그 상태에서 왼발을 한 걸음 앞으로 내딛는다.

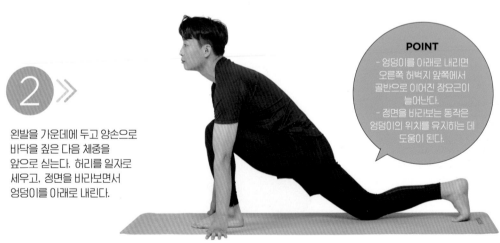

2

왼발을 가운데에 두고 양손으로 바닥을 짚은 다음 체중을 앞으로 싣는다. 허리를 일자로 세우고, 정면을 바라보면서 엉덩이를 아래로 내린다.

POINT

- 엉덩이를 아래로 내리면 오른쪽 허벅지 앞쪽에서 골반으로 이어진 장요근이 늘어난다.
- 정면을 바라보는 동작은 엉덩이의 위치를 유지하는 데 도움이 된다.

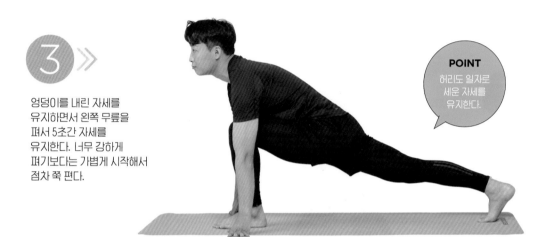

3 »

엉덩이를 내린 자세를
유지하면서 왼쪽 무릎을
펴서 5초간 자세를
유지한다. 너무 강하게
펴기보다는 가볍게 시작해서
점차 쭉 편다.

POINT
허리도 일자로
세운 자세를
유지한다.

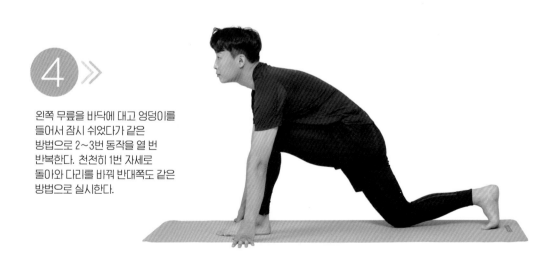

4 »

왼쪽 무릎을 바닥에 대고 엉덩이를
들어서 잠시 쉬었다가 같은
방법으로 2~3번 동작을 열 번
반복한다. 천천히 1번 자세로
돌아와 다리를 바꿔 반대쪽도 같은
방법으로 실시한다.

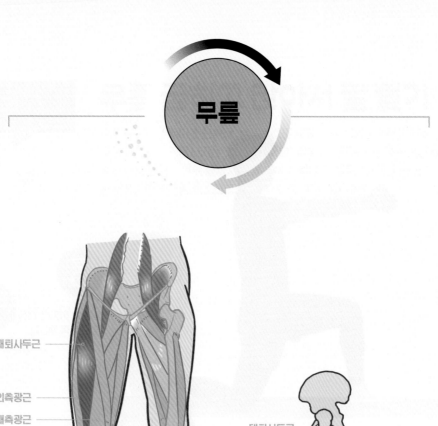

무릎

대퇴사두근

외측광근

내측광근

대퇴사두근

슬개골

슬개건(인대)

무릎연골

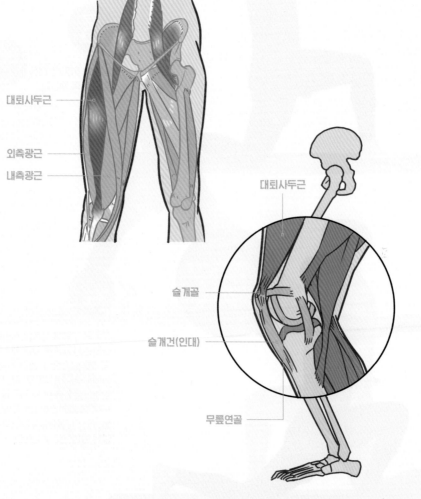

발목과 고관절 사이에 위치한 무릎은 여러 조직으로 구성되어 있습니다. 무릎관절은 굽혔다 폈다만 가능한 운동성이 아주 적은 관절이죠. 대신 무릎은 안정성이 매우 중요합니다. 무릎의 안정성이 높아야 하체에 실리는 부담, 즉 체중을 지탱하며 걸을 때 지면으로부터 받는 충격을 몸이 직접 흡수하지 않을 수 있습니다. 이때 골반부터 발목까지 하체 전체가 유연하고 강해야 무릎이 안정적으로 구부러졌다 펴집니다.

여러 하체 근육 중에서도 특히 고관절에서 시작되어 허벅지를 가로질러 무릎관절에 연결된 대퇴사두근이 중요합니다. 대퇴사두근은 1개의 큰 근육 덩어리가 아닙니다. 이름에 '사(四; 넷)'가 들어간 것으로 짐작할 수 있듯이 4개의 근육으로 이루어져 있습니다. 대퇴직근, 중간광근, 내측광근, 외측광근이 모여 슬개대퇴인대로 합쳐져서 무릎관절을 통과합니다. 이 근육들은 무릎관절을 둘러싼 슬개건(인대)과 그 위를 덮어 보호하는 뚜껑 모양의 슬개골에 붙어 있습니다.

슬개골과 슬개건은 무릎관절을 적정한 강도로 누르며 고정하고, 무릎을 펴고 접으며 움직입니다. 슬개골이 유연하게 움직이지 않으면 무릎에서 '뚝' 하는 소리가 나거나 통증이 나타나죠. 이때 대퇴사두근은 적은 힘으로도 무릎이 움직일 수 있도록 힘을 보태주고, 가능한 범위 안에서만 안전하게 움직이도록 붙잡아줍니다. 그래서 허벅지 근육인 대퇴사두근의 힘이 세야 무릎이 안정적인 상태를 유지할 수 있습니다.

만약 대퇴사두근이 너무 팽팽하게 당기면 무릎에 어떤 영향을 줄까요? 간단합니다. 슬개골이 위로 끌려오게 됩니다. 무릎을 펴고 있을 때는 큰 문제가 없지만 의자에 앉아 있을 때처럼 무릎을 굽힌 자세가 되면 슬개골과 대퇴골 사이에 압력이 커집니다. 슬개골이 오랫동안 압박을 받으면 순환이 되지 않고 산소 공급도 원활하게 받지 못하죠. 그러면 세포들이 조금씩 죽어서 무릎연골이 약해지는 연골연화증이 오고 연골이 점차 손상되기 시작합니다.

반대로 대퇴사두근의 길이가 늘어나면 무릎의 통증이 나아질까요? 안타깝게도 이 역시 좋지 않습니다. 대퇴사두근의 길이가 늘어나면 짧아진 것보다는 상황이 좋아지겠지만 그것만으로는 부족합니다. 대퇴사두근이 지나치게 이완되어 필요할 때 수축하지 못하면 슬개골을 제 위치에 잡아주는 힘도 떨어집니다. 슬개골이 무릎관절을 고정하지 못하고 둥둥 뜨게 됩니다. 한마디로 슬개골의 불안정성을 높인다는 뜻이죠. 무릎에 힘이 빠져서 자주 꺾이고 휘청이며 뻣뻣해집니다. 무릎연골이 손상을 입어 퇴행성 관절염으로 발전할 확률도 높습니다.

몸이 아프거나 어딘가 불편해지면 통증이 나타나는 주변 근육들이 수축합니다. 근육들 사이로 지나가는 혈관이나 신경, 림프, 뼈 등을 보호하기 위한 우리 몸의 방어기전이 작용하는 것이죠. 하지만 너무 오랫동안 근육이 긴장하고 수축되어 있었다면 힘을 빼는 것을 잊게 됩니다. 자신은 분명 힘을 빼고 있다고 생각하지만 만져보면 근육이 단단합니다.

건강한 근육이란 필요할 때 수축하고 필요할 때 이완하는 것을 잘하는 근육을 가리킵니다. 수축만 하고 이완하지 못하는 근육은 문제를 만들어냅니다. 무릎에서는 대부분 대퇴사두근의 수축과 이완이 원활하지 않아 문제가 발생합니다. 그때 대퇴사두근의 문제를 해결할 수 있는 방법이 근육 세팅 운동입니다.

p.190의 대퇴사두근 세팅 운동은 수축하고 있는 근육의 느낌과 이완하고 있는 근육의 느낌에 집중해 힘이 들어가고 빠지는 상태를 반복적으로 느낄 수 있게 합니다. 그러면서 점차 대퇴사두근이 더 이완됩니다. 대퇴사두근의 긴장을 풀고 통증을 해소하고 싶다면 꼭 따라 해보길 바랍니다.

또한 대퇴사두근 중에서도 가장 쉽게 약해지는 허벅지 안쪽의 내측광근도 강화해보겠습니다. 내측광근은 대퇴사두근 중에서도 허벅지 안쪽에 길게 위치해 있는 근육입니다. 무릎 안쪽까지 연결되어 무릎이 움직일 때 안정성을 더해주죠. 계단을 올라가는 동작을 하면 무릎이 구부러졌다가 펴지는데, 내측광근이 이런 동작을 가능하게 합니다.

내측광근의 힘이 약해지면 무릎이 구부러지고 펴지는 동작이 잘 안되며 뻣뻣해지는 것은 물론, 무릎을 움직일 때마다 앞쪽에 욱신거리는 통증이 나타납니다. 무릎 안쪽에도 쑤시는 듯한 통증이 발생합니다. 심하면 잠을 못 잘 정도로 아리고, 무릎에 부은 느낌이나 홧홧하게 열이 나는 느낌도 느껴집니다. 또 걸을 때 무릎에서 힘이 풀려 발을 내딛기 힘들고 넘어지기 쉬운 상태가 됩니다. 내측광근이 무릎을 잡아주지 못해서, 무릎이 안으로 돌아가기 때문입니다.

놀랍게도 무릎 통증에 대해 연구한 수많은 논문에서 '무릎에 통증이 있으면 내측광근이 약해진 상태였다'라는 결론을 내렸습니다. 내측광근이 약하면 곧 무릎에 통증이 나타날 것이라고 예상할 수 있다고도 했으니, 무릎에 통증이 없어도 미리 내측광근의 힘을 길러주는 것이 좋습니다. 내측광근을 강화하는 스트레칭도 틈틈이 따라 해보세요.

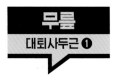

대퇴사두근 세팅 운동

허벅지 앞쪽에 위치한 대퇴사두근의 긴장을 풀어준다. 슬개골이 무릎연골을 압박하는 힘을 완화시켜 정체된 무릎의 순환을 돕고, 다리 전체의 긴장으로 인해 발생하는 무릎 통증을 누그러뜨린다.

10회

① ≫

바닥에 왼쪽 다리를 펴고 앉아 오금에 돌돌 만 수건을 받친다. 양팔은 뒤로 짚고 허리를 세운다. 무릎을 힘껏 펴면서 오금으로 수건을 꾹 누른다. 허벅지 앞쪽의 근육이 단단해지는 것을 느끼며 5초간 자세를 유지한다.

POINT
근육에 힘을 줘서 강화하는 운동이 아니라 힘을 잘 빼는 연습을 하는 운동이다. 힘을 주었다가 빼면서 근육이 말랑말랑해지는 느낌에 집중한다.

≫ 클로즈 업

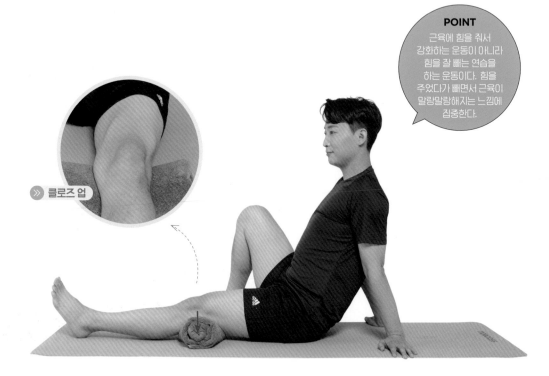

한숨을 쉬듯 크게 숨을 내쉬면서 다리에서
힘을 뺀다. 허벅지가 축 늘어나며 근육이
말랑해지는 느낌에 집중한다. 다리를 바꿔
반대쪽도 같은 방법으로 실시한다.

≫ 클로즈 업

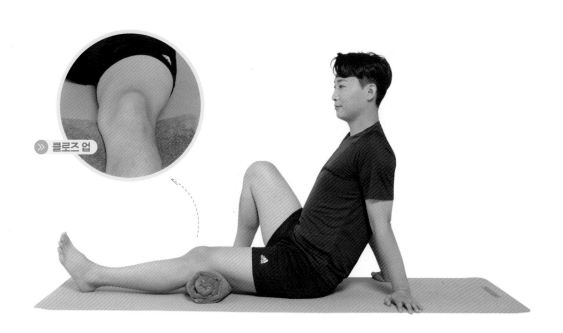

무릎
대퇴사두근 ❷

10회

무릎 뒤로 굽혀서 다리 당기기

무릎을 굽혀서 짧아지고 단단해진 대퇴사두근을 다시 늘이는 스트레칭.
대퇴사두근의 길이를 원래대로 되돌려서 수축과 이완이 원활해지도록 만든다.
단축된 대퇴사두근을 위로 잡아당기면 슬개골도 본래 위치로 돌아가며 압력이
완화되고 욱신거리는 무릎 통증이 사라진다.

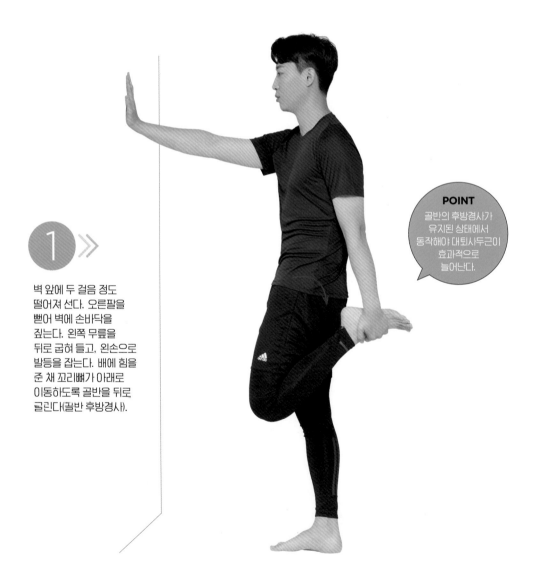

1 ≫

벽 앞에 두 걸음 정도
떨어져 선다. 오른팔을
뻗어 벽에 손바닥을
짚는다. 왼쪽 무릎을
뒤로 굽혀 들고, 왼손으로
발등을 잡는다. 배에 힘을
준 채 꼬리뼈가 아래로
이동하도록 골반을 뒤로
굴린다(골반 후방경사).

POINT
골반의 후방경사가
유지된 상태에서
동작해야 대퇴사두근이
효과적으로
늘어난다.

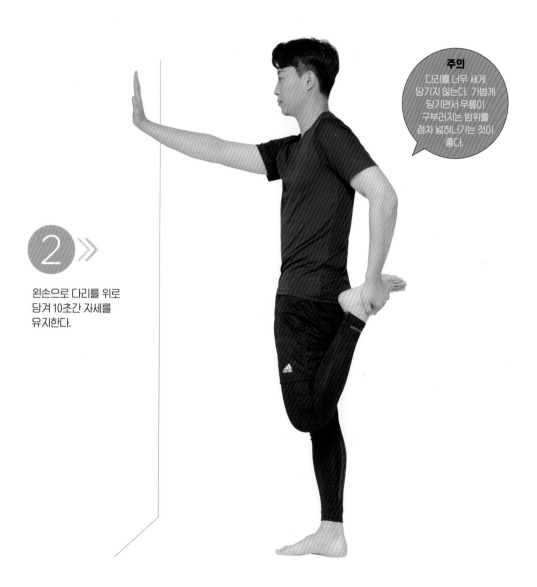

2 »

왼손으로 다리를 위로
당겨 10초간 자세를
유지한다.

주의
다리를 너무 세게
당기지 않는다. 가볍게
당기면서 무릎이
구부러지는 범위를
점차 넓혀나가는 것이
좋다.

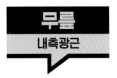

허벅지 사이에 책 끼우고 무릎 펴기

허벅지에서 무릎으로 연결된 대퇴사두근 중 가장 약해지기 쉬운 내측광근을 강화한다. 내측광근은 다른 근육들이 슬개골을 위·바깥쪽으로 당길 때 그와 반대로 대항하는 힘을 주어, 무릎관절의 정렬을 유지한다. 내측광근을 강화해 무릎관절을 제자리에 두면 무릎 통증을 예방할 수 있다.

의자에 앉아서 허리를 세운다. 양쪽 무릎 사이에 3cm 정도 두께의 책을 끼우고, 무릎에 힘을 주어 꽉 누르듯 잡는다.

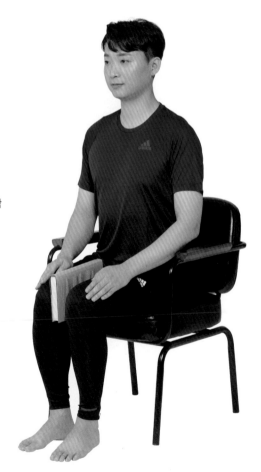

194

2

책을 누르는 힘을 유지한 채
오른쪽 무릎을 쫙 펴면서
다리를 든다. 무릎을 최대한
편 지점에서 발목을 살짝
바깥으로 돌려 허벅지에
힘을 더 주고, 10초간 자세를
유지한다. 천천히 1번 자세로
돌아와 다리를 바꿔 반대쪽도
같은 방법으로 실시한다.

>> 클로즈 업

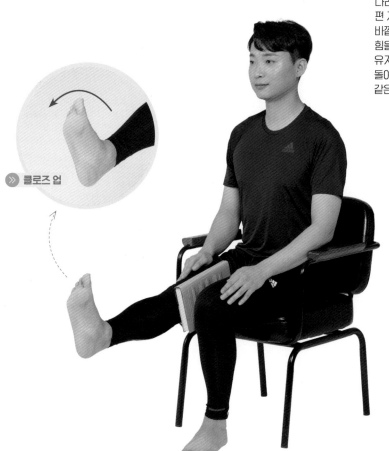

POINT
무릎 위의 허벅지
안쪽이 수축되는
것을 느끼면서
동작한다.

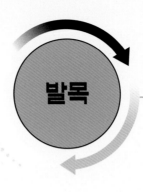

발목

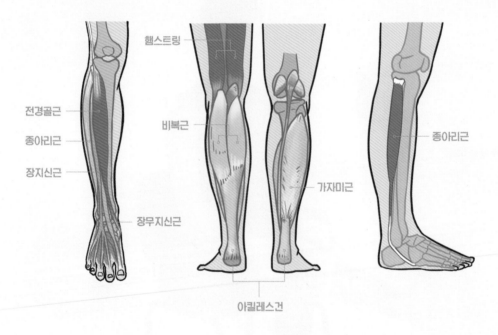

핵스트링

전경골근

비복근

종아리근

장지신근

가자미근

장무지신근

종아리근

아킬레스건

심장은 동맥혈을 통해 우리 몸 구석구석으로 신선한 혈액을 보내줍니다. 동맥혈이 운반한 혈액은 몸의 모든 세포에서 사용되고 나서 정맥혈과 림프액을 타고 다시 심장으로 돌아옵니다. 이 과정을 혈액 순환, 림프 순환이라고 부릅니다.

동맥혈은 심장이 혈액을 밀어내는 힘으로 움직이는데 반해, 정맥혈과 림프액의 흐름은 다릅니다. 정맥혈과 림프액은 몸을 움직일 때 근육들이 쥐어짜는 힘의 영향을 받아 다시 심장 쪽으로 올라옵니다. 사용하고 난 혈액을 다시 심장으로 보내는 역할을 몸에 있는 모든 근육들이 하고 있기 때문에 몸 구석구석을 전부 잘 움직여야 합니다. 특히 심장에서 가장 먼 다리의 혈액 순환이 어렵습니다.

이때 중요한 것이 발목입니다. 발목이 한 번 까딱 움직일 때마다 종아리 쪽의 근육들은 종아리 근육 사이를 흐르는 정맥과 심부림프를 자극해 심장 쪽으로 혈액과 림프액을 밀어올립니다. 하체로 내려온 혈액을 위로 끌어올려주는 펌프 역할을 하는 것이죠. 만약 발목이 잘 움직이지 않아 혈액과 림프액의 순환에 문제가 생긴다면 다리가 자주 붓고 저리거나 쥐가 날 수 있습니다.

발목의 역할은 순환이 전부가 아닙니다. 발목은 땅과 부딪히는 충격을 제일 먼저 흡수하는 관절인데, 발목관절이 적절하게 충격을 흡수하지 못하면 그 충격은 무릎관절, 고관절, 척추로 전달됩니다. 또 발목은 주로 저굴(정강이에서 발등이 펴지도록 발목관절을 아래로 내린 회전)된 채로 굳어져 있고, 배굴(종아리에서 발뒤꿈치가 늘어나도록 발목관절을 위로 든 회전)이 잘 안 되는 식으로 변화되어 있는 경우가 많습니다. 오래 앉아 있는 생활을 하면서 종아리 근육이 짧아졌기 때문입니다. 자주 사용하지 않아 굳다가 짧아진 것이죠. 무릎을 굽혀서 바닥에 쪼그리고 앉았을 때 발뒤꿈치가 들리고 종아리가 팽팽하게 당기는 경험을 한 번쯤 해봤을 겁니다. 발목의 배굴이 잘 되지 않아서 그렇습니다.

　발목이 저굴로 굳으면 발바닥 전체가 아니라 발가락 쪽으로만 바닥을 누르는 방식으로 서 있게 됩니다. 땅이 말랑하다면 발가락 쪽이 더 내려가겠지만 땅보다 우리 몸이 더 말랑하기 때문에 몸이 변합니다. 무릎관절이 뒤로 이동하는 식으로 변화하는데, 이를 가리켜 무릎관절의 과신전이라고 부릅니다. '무릎관절 과신전증후군'이라고도 하는데 이렇게 무릎이 뒤로 밀려나면 무릎관절 주변은 물론이고, 무릎 뒤쪽의 오금이 붓고 저립니다. 다리를 쭉 펴면 무릎에서 뼈가 부딪히는 소리가 나고 뼈가 안 맞은 듯 삐걱거리는 증상도 나타납니다. 오래 서 있기 힘들고 걸을 때 허리도 아프죠. 종아리도 터질 듯하고 쥐가 자주 나며, 항상 다리 전체에 묵직하고 피곤한 느낌이 듭니다. 발목도 시큰거리고 저릿하며 발바닥도 갈라지는 듯한 통증이 느껴집니다. 하체의 모든 부위에 통증과 불편한 증상이 나타나는 것이죠.

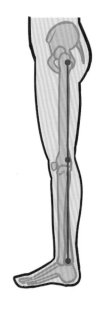
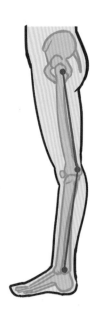

[정상적인 각도의 무릎관절]　　　[무릎이 뒤로 밀려난 과신전 상태의 무릎관절]

다행스럽게도 우리 몸의 펌프, 발목의 건강을 되돌리는 방법이 있습니다. 짧아진 종아리의 길이를 늘이고, 발목의 저굴뿐 아니라 배굴이 원활해지도록 발목관절의 움직이는 범위를 넓혀주는 것입니다. 그러면 전신의 혈액 순환이 좋아져서 다리의 부종이 완화되며 종아리에서 쥐가 나는 증상도 사라집니다. 무릎관절도 제자리에서 충격을 적절히 흡수할 겁니다. 발목관절과 주변 근육이 유연해져서 자주 삐끗하던 발목의 문제도 해결됩니다. 고관절과 척추 전체도 바르게 교정되어 통증 없고 가뿐한 몸이 됩니다.

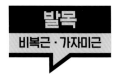

벽 밀면서 무릎 굽혀 체중 싣기

오래 앉아 있거나 굽 높은 신발을 신으면 종아리의 비복근과 가자미근이 짧아져 발목 건강을 위협한다. 종아리 근육을 늘여 수축과 이완을 원활히 하면 걸음도 가벼워지고, 하체로 내려온 혈액과 림프액의 순환도 좋아져 다리가 붓지 않는다.

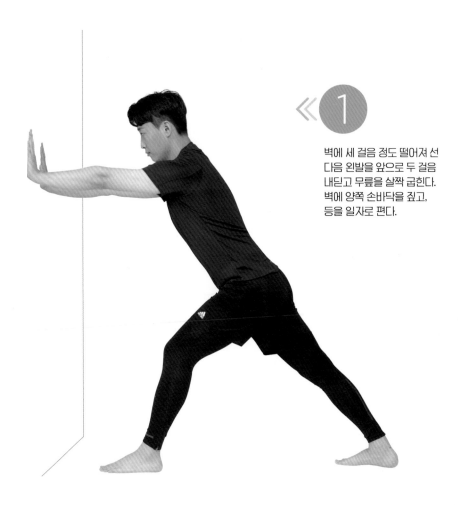

《 1

벽에 세 걸음 정도 떨어져 선 다음 왼발을 앞으로 두 걸음 내딛고 무릎을 살짝 굽힌다. 벽에 양쪽 손바닥을 짚고, 등을 일자로 편다.

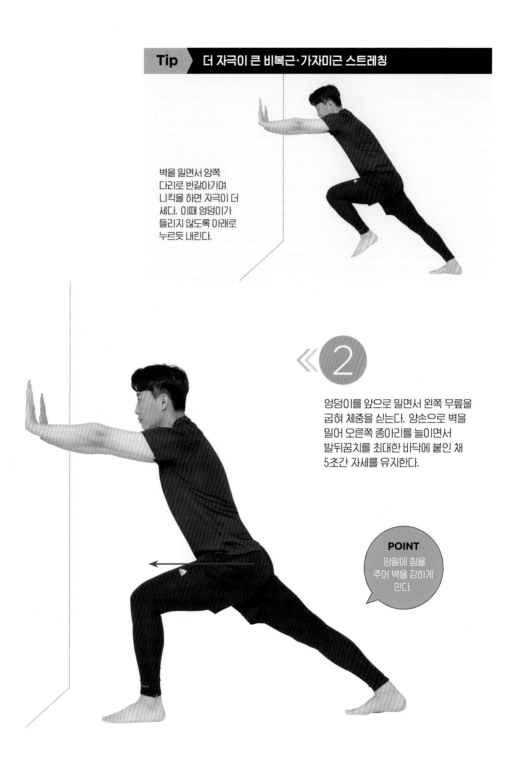

벽을 밀면서 양쪽 다리로 번갈아가며 니킥을 하면 자극이 더 세다. 이때 엉덩이가 들리지 않도록 아래로 누르듯 내린다.

《2

엉덩이를 앞으로 밀면서 왼쪽 무릎을 굽혀 체중을 싣는다. 양손으로 벽을 밀어 오른쪽 종아리를 늘이면서 발뒤꿈치를 최대한 바닥에 붙인 채 5초간 자세를 유지한다.

POINT
양팔에 힘을 주어 벽을 강하게 민다.

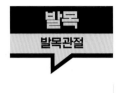
쭈구리고 앉아서 체중 싣기

발목이 움직이는 범위가 넓지 않으면 일차적으로 무릎과 골반, 허리에 통증이 나타나고, 나아가 배를 앞으로 내민 요추 전만, 굽은등과 거북목이 되어 전신에 통증을 일으킨다. 발목관절이 잘 움직이도록 체중을 이용해 발목 근육을 늘이면서 강화해 하체 전체를 바르게 교정한다.

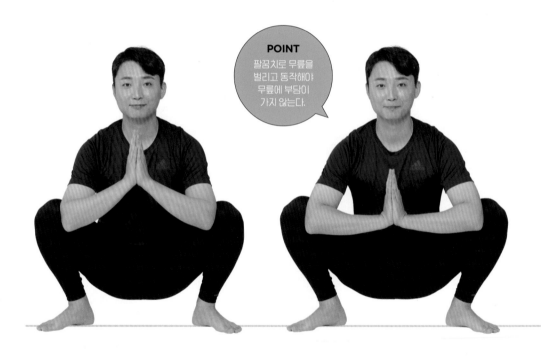

POINT
팔꿈치로 무릎을 벌리고 동작해야 무릎에 부담이 가지 않는다.

다리를 어깨너비로 벌리고 서서, 양쪽 발끝이 60도를 이루도록 바깥을 향해 돌린다. 무릎을 바깥으로 벌리면서 쪼그려 앉은 다음 양쪽 팔꿈치를 무릎 안쪽에 대고 손바닥을 붙인다.

손바닥을 서로 밀 듯이 팔에 힘을 주면서 팔꿈치로 무릎을 넓게 벌린다.

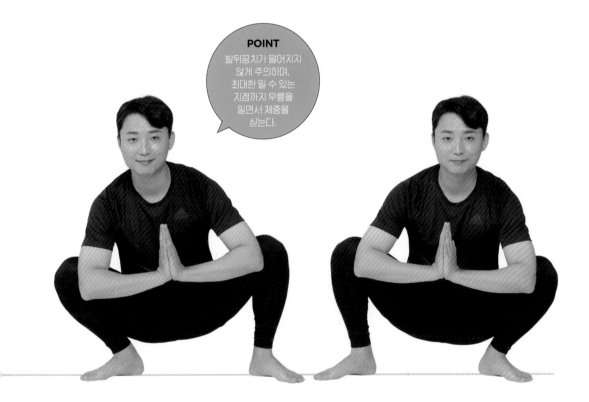

POINT
발뒤꿈치가 떨어지지 않게 주의하며, 최대한 밀 수 있는 지점까지 무릎을 밀면서 체중을 싣는다.

오른팔에 체중을 실어 오른쪽 무릎을 두 번째 발가락 방향으로 밀어낸다. 발뒤꿈치가 땅에서 떨어지지 않도록 주의한 채 5초간 자세를 유지한다.

2번 자세로 돌아와 반대쪽도 같은 방법으로 실시한다.

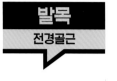

발목
전경골근

40회

등 뒤로 깍지 끼고 발끝 들기

욱신거리는 통증이나 자주 삐끗하는 문제, 유연성 저하는 발목관절을
들어올리는 각도, 즉 배굴 각도가 나오지 않는 것이 원인이다. 단축된 발목
근육을 늘이며 동시에 발목관절 주변의 전경골근을 강화시키면 발목이 가볍고
유연해져서 접지르는 일도 막을 수 있다.

다리를 어깨너비 절반
정도로 벌리고 서서 양손은
엉덩이 뒤에서 깍지를 낀다.
어깨를 쭉 펴고 날개뼈끼리
모으듯 등에 힘을 준다.

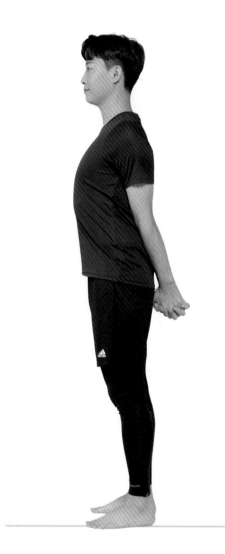

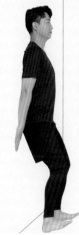

균형을 잡기 어렵고
엉덩이가 자꾸 뒤로
빠지면 벽에 등을 대고
손바닥으로 지지한 채
동작한다.

양쪽 발끝을
들어올렸다가 바닥을 '탁'
때리는 소리가 나도록
힘차게 내린다.

POINT
처음에는 20회씩
두 번에 나눠서
동작하다가, 점차 한 번에
50회까지 할 수 있도록
틈틈이 연습해보자.

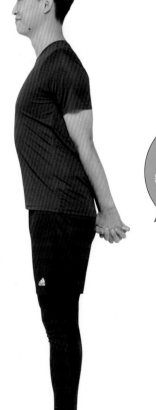

NG

발끝을 들 때
엉덩이가 뒤로
빠지지 않는다.

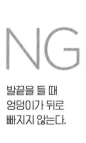

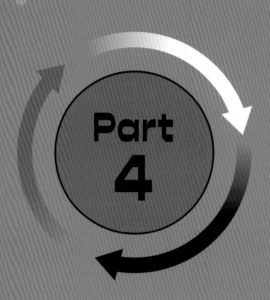

Part
4

몸을 회복시키는 움직임 vs
몸을 망가뜨리는 움직임

턱을 당겼더니 일자목이 더 심해졌다?

"턱을 당겨라", "머리를 앞으로 내밀지 마라", "가슴을 펴라"와 같은 이야기들을 많이 들어봤을 겁니다. 바른 자세를 해야 한다는 건 알겠는데 어떤 자세가 바른 자세인지 모르죠. 무턱대고 턱을 당기고, 어깨를 펴라는 단편적인 말만 듣고 자세를 잡으면 몸이 망가지는 첫걸음을 밟게 됩니다. 자세에 대한 잘못된 믿음은 잘못된 자세를 반복하게 만듭니다. 그리고 잘못된 자세를 반복하면 결국 건강이 악화됩니다.

목뼈(경추)의 커브에 대해 설명해보겠습니다. 목뼈가 C자 형태의 커브를 가지고 있다는 것은 대부분 알 겁니다. 그런데 목을 앞으로 숙일 때 이 커브는 어떻게 될까요? 단순합니다. 커브가 사라집니다. 목을 앞으로 숙일 때 커브가 점점 펴지다가 심한 경우에는 역C자 형태의 커브가 되기도 합니다.

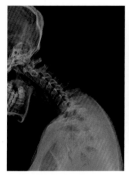
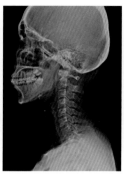
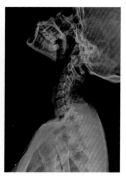

[고개를 아래로 숙일 때
목뼈의 모습]   [앞을 바라보고 있을 때
목뼈의 모습]   [고개를 뒤로 젖힐 때
목뼈의 모습]

일상생활을 하는 동안 움직임에 따라 목뼈의 커브는 없어지기도 하고, 더 휘어지기도 합니다. 너무 당연한 말을 하나요? 당기는 동작을 취했을 때 목뼈만 본다면 목을 숙이는 동작과 같은 모습이 됩니다. 이는 목뼈의 커브를 없애고 일자목을 만드는 동작입니다. 위의 사진에서 왼쪽의 고개를 앞으로 숙인 모습을 보면 알 수 있듯이 정상적인 목뼈 커브를 가진 사람도 고개를 앞으로 숙일 때는 목이 일자로 펴집니다.

즉, 일자목인 사람의 목은 평소에 약간 앞으로 굽어 있다고 말할 수 있죠. 목이 앞으로 굽은 만큼 허리를 뒤로 젖힌다거나 등을 뒤로 젖히는 식으로 '자세적 보상'을 하게 됩니다.

지금 일어나서 목만 앞으로 살짝 숙여볼까요? 그 상태에서 정면을 바라봅니다. 그러면 배를 내밀고 상체를 뒤로 젖혀 정면을 바라보는 스웨이백 자세 또는 명치(흉곽)를 들어올려 시선을 정면으로 보는 군인(밀리터리) 자세가 되었을 거라고 확신합니다. 목에서 해야 할 신전 동작(쭉 펼치고 늘이는 동작)을 허리나 골반, 등이 떠맡아서 하는 것이죠.

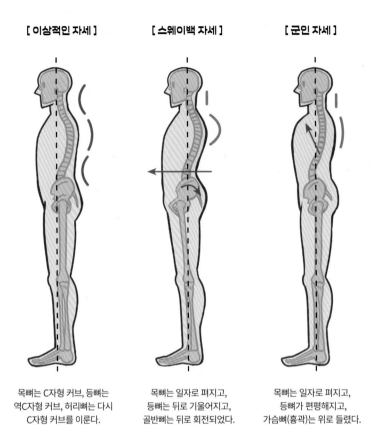

[이상적인 자세]　　　　[스웨이백 자세]　　　　[군인 자세]

목뼈는 C자형 커브, 등뼈는
역C자형 커브, 허리뼈는 다시
C자형 커브를 이룬다.

목뼈는 일자로 펴지고,
등뼈는 뒤로 기울어지고,
골반뼈는 뒤로 회전되었다.

목뼈는 일자로 펴지고,
등뼈가 편평해지고,
가슴뼈(흉곽)는 위로 들렸다.

일자목이라는 건 '목을 살짝 앞으로 굽히고 다닌다'라는 말과 같은 의미라는 게 이해가 되었죠? 목이 원래 약간 굽어 있는 사람에게 턱을 당기라는 말은 목을 더 굽히라는 뜻이고 그동안 '잘못 알려진 바른 자세'였다는 사실도 이해될 겁니다.

일자목인 사람이 목뼈의 C자 커브를 다시 되돌리기 위해서라는 믿음 아래, 턱을 당기는 자세를 취하는 것은 말 그대로 완전 '말이 안 되는 말'입니다. 추위 죽겠다고 하면서 아이스크림을 먹는 행동과 같은 겁니다.

어깨를 펴야 머리가
제자리로 돌아간다

앞서 일자목, 다시 말해 앞으로 굽은 목을 가진 사람들이 어떻게 생활하고 어떻게 잘못된 자세를 취하는지 설명했습니다. 이번에는 목이 뒤로 펴져서 고정된 케이스에 대한 이야기를 해보겠습니다. 일자목과 비슷해 보이지만 조금 더 복잡한 양상으로 목뼈가 구부러지고, 목뿐 아니라 머리 위치까지 앞으로 내밀어진 모습이 있습니다. 바로 거북목 자세입니다.

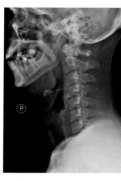 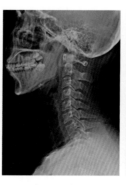 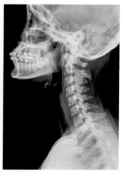

[일자목 자세일 때 목뼈의 모습] [정상적인 목뼈의 모습] [거북목 자세일 때 목뼈의 모습]

앞 페이지에 있는 3장의 X-ray 사진 중 일자목이 왼쪽 사진과 같은
자세라면 거북목은 오른쪽 사진과 같은 자세입니다. 목이 뒤로 젖혀져
서 잘 숙여지지 않는 상태가 거북목 자세입니다. 아래의 그림들을 통해
조금 더 자세히 살펴볼까요?

턱이 들린 채 등이 굽으면 '거북목 – 굽은등' 자세가 된다.

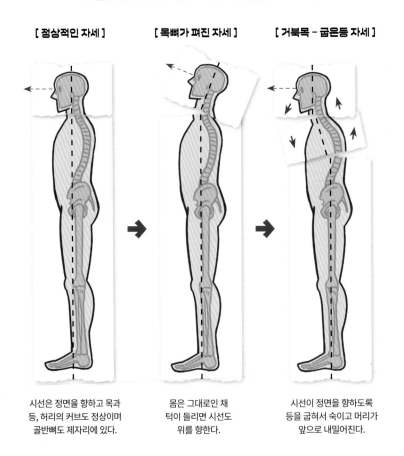

[정상적인 자세]   [목뼈가 펴진 자세]   [거북목 – 굽은등 자세]

시선은 정면을 향하고 목과
등, 허리의 커브도 정상이며
골반뼈도 제자리에 있다.

몸은 그대로인 채
턱이 들리면 시선도
위를 향한다.

시선이 정면을 향하도록
등을 굽혀서 숙이고 머리가
앞으로 내밀어진다.

그림을 보면 이해가 더 쉽게 돼죠? 일자목과 다르게 거북목은 목이
펴진 채(신전) 고정되어 있습니다. 그렇기 때문에 쭉 펴져서 고정된 목
대신 몸의 다른 곳이 구부러져야 시선이 정면을 향할 수 있죠. 이때 대

부분 등이 앞으로 구부러집니다. 등과 함께 하부경추(목뼈 아랫부분)도 앞으로 숙인 것처럼 됩니다. 그래서 거북목이 된 사람의 목은 상부경추(목뼈 윗부분)는 과도하게 펴져 있고 하부경추는 굴곡이 생겨서 목뼈의 C자 커브가 없어진 것처럼 보이기도 하죠.

거북목과 일자목과의 가장 큰 차이는 상부경추가 젖혀져 있느냐, 숙여져 있느냐에 달려 있습니다. 목뼈의 커브가 없거나 줄어들어 보이면서 상부경추가 젖혀져(신전되어) 있으면 거북목, 목뼈의 커브가 줄어들면서 상부경추가 숙여져(굴곡되어) 있으면 일자목입니다.

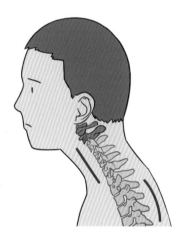

← 상부경추(빨간색)가 과도하게 펴진 것이 거북목의 특징이자 원인이다. 등뼈의 커브는 더 강해져서 등이 굽은 것처럼 보인다('거북목 – 굽은등' 자세).

거북목인 사람을 위한 운동과 스트레칭은 앞의 Part 3에서 자세히 설명해두었습니다. 이번에는 거북목을 바르게 교정하려면 평소 어떤 자세를 취해야 하는지 알려드리겠습니다.

일반적으로 말하는 "가슴 펴고 턱 집어넣어!"라는 말이 바로 거북목인 사람들에게는 딱 맞는 자세 교정법입니다. 거북목인 사람은 가슴을 펴고 턱을 집어넣기만 하면 됩니다.

다만, 턱을 집어넣는 동작은 일부러 하지 말고 가슴만 신경 써서 펴기를 추천합니다. 거북목 자세에서 가슴을 펴면 자연스럽게 허리와 등이 뒤로 젖혀지고, 시선을 정면으로 유지하기 위해서 일자로 펴졌던 목이 구부러져 커브가 생기기 때문이죠. 추가로 펴진 상태의 상부경추를 구부리려면 평소에 미리 목 뒤의 후두하근과 목 옆의 흉쇄유돌근을 이완시켜놓는 것이 좋습니다. 우리 몸은 서로 연결되어 있어서 목과 머리의 위치가 어깨와 등, 골반의 위치에 영향을 줍니다. 악화되는 방향으로도 영향을 미치지만 다행히 좋아지는 방향으로도 영향을 줍니다.

그러면 이미 거북목 자세인 사람들이 바르게 앉으려면 어떻게 하는 것이 좋을까요? 아래에 세 가지 방법을 쉽게 설명해두겠습니다.

[거북목 자세를 교정하고 바르게 앉는 방법]

방법1 정수리에 보이지 않는 낚싯줄이 묶여 있다고 상상합니다. 하늘 위에서 그 낚싯줄을 조금씩 당기고 있습니다. 척추가 쭉 늘어나면서 바른 자세로 앉을 수 있을 겁니다.

방법2 등에 있는 양쪽 날개뼈를 가운데로 당겨서 모읍니다. 가슴이 펴지며 자연스럽게 앞으로 굽었던 어깨도 펴지고 명치(흉곽)가 들리며 굽은 등이 펴지고 목이 제자리로 돌아옵니다.

방법3 배에 힘을 주고 배를 약간만 앞으로 내밉니다. 골반을 앞으로 굴려서 좌골조면(p. 220 참고)이 의자를 살짝 누를 수 있게 앉습니다.

어떤가요? 골반이나 머리를 조절하는 것보다 가슴을 가볍게 펴는 방법 2가 제일 쉽지 않은가요? 턱은 신경 쓰지 말고, 자연스럽게 따라가게 두면 앞으로 튀어나와 있던 머리가 살짝 당겨질 겁니다. 생각날 때마다 편한 방법을 선택해 거북목 자세를 교정해보세요.

새우등을 꼿꼿이 폈는데
왜 더 아플까?

　턱을 당기는 동작을 하면 목뼈는 앞으로 구부러지고, 여기에 더해서 자연스럽게 시선을 정면으로 유지하기 위해 가슴을 앞으로 내밉니다. 가슴을 앞으로 내밀면 명치(흉곽)가 위로 당겨집니다. 그러면 등이 펴지고 이렇게 펴진 등의 자세를 유지하려면 등에 있는 근육인 척추기립근을 과도하게 긴장시킨 상태가 됩니다.

　다음 페이지의 그림 1~4를 살펴보겠습니다. 정상적인 척추의 커브가 턱을 당기고, 등을 펴는 과정을 거치면 어떤 자세로 변화하는지 확인해볼까요?

턱을 당기고 등을 펴면 '일자목 – 편평등' 자세가 된다.

[정상적인 자세]　　　　[경추 굴곡 자세]　　　　[일자목-편평등 자세]

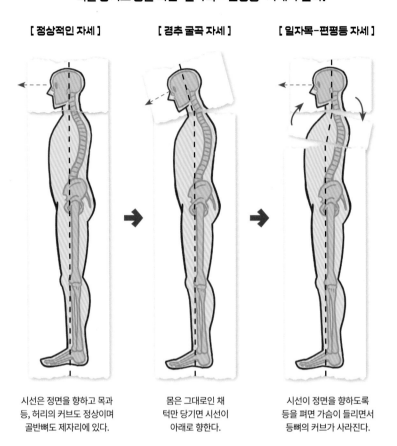

시선은 정면을 향하고 목과
등, 허리의 커브도 정상이며
골반뼈도 제자리에 있다.

몸은 그대로인 채
턱만 당기면 시선이
아래로 향한다.

시선이 정면을 향하도록
등을 펴면 가슴이 들리면서
등뼈의 커브가 사라진다.

　　등에 있는 척추기립근이 긴장한 채로 시간이 오래 지나면 척추기립
근 아래에 있는 등뼈의 관절들은 물론이고, 몸 앞쪽에 있는 갈비뼈의 움
직임도 제한을 받아 점점 굳어집니다. 가슴이 지나치게 불룩 내밀어지
고 등뼈의 커브는 편평해져서 더 아픕니다. 등을 펴느라 하루 종일 자세
를 잡느라 힘을 쓰며 고생한 척추기립근은 더 단단하게 뭉치고, 단단해
진 근육 때문에 혈액 순환도 되지 않아 항상 등이 찌뿌둥하고 뻐근해서
담에 잘 걸리고요.

이럴 때 운동이나 마사지, 목욕, 찜질로 순환에 도움을 주면 그때는 잠깐 시원하고 몸이 가볍게 느껴지지만 근본적인 해결책이 될 수는 없습니다. 척추기립근에 긴장을 유지하고 생활을 하면 금세 다시 아프죠. 척추기립근이 다시 긴장하는 상태를 해결하고 힘을 빼야 가벼운 몸 상태를 몇 날 며칠 유지할 수 있습니다.

턱을 당기지 마세요.
등을 펴지 마세요. 등(척추기립근)에서 힘을 빼세요.

제가 제시하는 답은 간단합니다. 등에서 힘을 빼면 됩니다. 힘이 빠지면 근육은 말랑해집니다. 근육이 말랑해지면 근육 속을 지나가는 혈관들도 압박받지 않습니다. 혈관에 가해지는 압력이 없어지면 혈관은 신선한 혈액을 막힘없이 근육 구석구석으로 전달하고, 근육에 있던 노폐물이나 통증 물질, 염증 물질을 회수해서 배출할 수 있습니다. 그러면 저절로 근육이 건강해지고 통증이 사라집니다.

허리뼈의 원래 커브를
살리는 자세로 앉자

턱을 당기지 않고, 등에 힘을 빼고 사는 것이 바른 자세라고 거듭 강조했지만 이게 전부가 아닙니다. 반대로 힘이 들어가야 하는 부위가 있습니다. 바로 허리입니다.

척추를 지탱하며 몸을 움직이기보다는 안정시키는 역할이 큰 척추 기립근은 표면기립근과 심부기립근으로 나뉩니다. 표면기립근은 척추 중에서도 등뼈에 붙어 있고, 심부기립근은 허리뼈에 붙어 있습니다. 그중 심부기립근에 대해 설명해보려고 합니다. 허리의 가장 아래쪽에 위치한 심부기립근은 꼬리뼈에서 허리뼈를 덮고 있습니다.

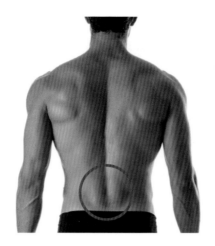

←
심부기립근의 위치(허리 보조개가 있는 부분). 꼬리뼈에서 허리뼈로 이어져 있다.

이때 심부기립근의 힘이 약하면 허리 근육보다 복부 근육의 힘이 더 강해집니다. 그러면 일자 허리가 되고 골반이 뒤로 기울어지게 됩니다.

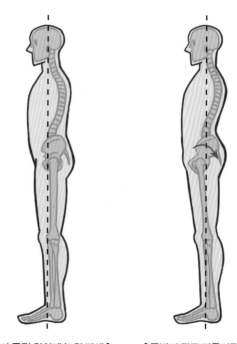

[골반이 중립 위치에 놓인 자세]   [골반이 뒤로 기울어진 자세]

앞의 그림에서 왼쪽 자세처럼 골반을 중립 위치에 잘 세워두려면 허리의 심부기립근에 힘을 약간 준 채로 있어야 합니다. 심부기립근의 힘이 강하면 허리의 커브(요추의 전만)를 유지하고, 골반을 앞뒤 좌우에 치우치지 않은 중립 위치에 놓을 수 있습니다. 반대로 심부기립근에 힘을 전혀 주지 않고 있으면 오른쪽 자세와 같이 골반이 뒤로 기울고 허리의 커브가 일자로 펴집니다.

그런데 골반이 뒤로 회전하면서 발생한 잘못된 자세를 교정하려고 들어서 문제가 더 커집니다. 골반이 뒤로 기울어진 자세에서 등이 뒤로 튀어나왔다고 등을 펴고 턱을 당기는 식으로 교정을 하려고 드니까 문제가 악화됩니다.

골반의 위치를 바르게 잡기만 해도 허리의 커브, 등의 커브, 목의 커브가 점점 살아나는 것을 경험할 수 있습니다. 그러면 어떻게 해야 골반의 위치를 제자리에 둘 수 있을까요? 앉은 상태에서 엉덩이 밑에 손을 넣어보세요. 바닥과 닿는 튀어나온 뼈가 있을 겁니다. 이렇게 앉은 자세에서 바닥에 닿는 뼈 부분을 좌골조면이라고 부릅니다. 앉을 때는 좌골조면이 바닥에 고루 닿도록 골반을 세우고 있어야 합니다. 바르게 앉기 위해 해야 할 일은 그게 전부입니다.

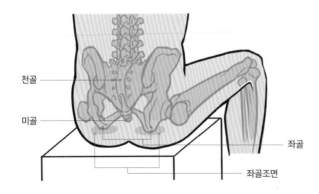

어느 한쪽으로 치우치지 않고 좌골조면이 바닥에 닿도록 노력한다면 심부기립근과 장요근에 은은한 긴장이 느껴질 겁니다. 아랫배에도 약간의 힘이 들어갑니다. 자연스러운 긴장감입니다. 처음엔 어색할 수 있고 허리에 조금 뻐근한 느낌이 들 수도 있습니다. 이제까지 일을 하지 않고 놀던 심부기립근들이 일을 하기 시작하면서 생기는 근육통이어서 허리 아래쪽이 뻐근한 것이죠.

약한 허리 근육을 쓰느라 뻐근한 통증이 찾아온 경우에는 심부기립근에 힘을 더 약하게 주면 바른 자세도 유지하고, 점차 심부기립근의 힘도 강해질 겁니다. 심부기립근으로 낼 수 있는 힘의 15% 정도만 주면서 자세를 유지하려고 노력해보세요. 점차 바른 자세가 익숙해지고 등과 목, 어깨에 힘이 빠지면서 오래 앉아 있어도 예전처럼 온몸이 아프지 않게 됩니다.

자세를 유지하는 데 도움이 되는 팁을 하나 더 드리겠습니다. 앉으면서 자세를 잡은 다음 엉덩이를 살짝 들었다가 다시 내려보세요. 엉덩이 살이 살짝 뒤로 밀리면서 좌골조면으로 바닥을 누르는 것이 더 쉬워질 겁니다.

한마디로 정리하자면 '좌골조면이 바닥에 닿도록 하는 데 신경을 쓰고, 등과 척추에 힘을 쫙 빼고 앉아 있는 자세를 유지하는 것'이 바르게 앉는 핵심 포인트입니다.

힘만 잘 빼도 대부분의
통증은 사라진다

계속 강조하지만 근육이 불필요하게 긴장하면 근육이 단단해져 근육 아래에서 보호를 받고 있는 신경, 혈관, 림프에 압력이 가해집니다. 몸이 원래 지닌 순환 능력이 떨어지고요. 순환이 중요한 이유는 영양 공급과 노폐물 처리 역할을 맡고 있기 때문입니다.

혈액 순환이 안 되어서 영양 가득한 산소 공급이 원활하지 않으면 세포는 점점 죽어갑니다. 세포가 죽으면서 생긴 염증 물질과 통증 물질 등의 노폐물을 제때 치워주지 않으면 이 물질들이 주위의 다른 세포들을 공격합니다. 그러면 염증이 심해져서 통증이 발생하고 그 통증이 다시 주변의 근육들을 긴장시키는 악순환이 시작되어 점점 더 아파지는 것이죠.

이 악순환을 끝내는 해결책은 '다시 순환이 잘 되게 만드는 방법'입니다. 순환을 잘 되게 하려고 근육을 마사지하고, 운동을 하고, 염증을 줄이는 소염제를 먹고, 그래도 안 되면 주사치료나 시술, 수술까지 받습니다. 하지만 순환 촉진을 위해 가장 쉽게, 언제든 해볼 수 있는 방법이 있습니다. 바로 나도 모르게 들어가 있는 힘을 빼는 것입니다.

나쁜 자세로 오래 생활하면 근육들은 각자 맡은 것 이상의 일을 지속적으로 떠안게 되고 과부하된 일을 해내기 위해 필요 이상 힘을 주게 됩니다. 힘을 주고 있는 시간이 길어지면 우리는 누워 있을 때처럼 근육이 힘을 빼도 되는 순간에도 힘을 준 상태를 유지하며 생활합니다. 무의식적으로 들어가는 힘이기 때문에 대부분의 사람들은 자신이 힘을 주고 있는지조차 인지하지 못합니다.

근육에 계속 힘을 주고 있으니 몸이 안 아플 수 있을까요? 100m 달리기를 한다고 생각해봅시다. 짧은 거리를 전속력으로, 전신의 모든 힘을 끌어내서 달리고 나면 걷는 것조차 힘듭니다. 과도하게 사용한 근육의 긴장이 풀려서 그렇습니다. 연료통이 바닥난 차가 움직일 수 없듯 말이죠. 다시 에너지가 회복되면 걷는 것도, 달리는 것도 정상적으로 할 수 있게 됩니다. 하지만 잠깐 달리는 것이 아니라, 계속 100m 달리기를 하듯 뛰어야 한다면 어떨까요? 상상만으로도 힘들고 고통스럽습니다. 근육도 마찬가지입니다. 힘을 낼 때는 내고, 뺄 때는 빼야 합니다. 그래야 안 아픕니다.

어떻게 힘을 빼야 할까요? 무의식적으로 힘을 준 상태면 인지하기도 힘들 텐데 말이죠. 한 가지 방법이 있습니다. 일부러 힘을 꽉 주었다가 풀어버리는 방법입니다. Part 3에서 '대퇴사두근 세팅 운동(p.190)'으로도 소개한 적이 있죠. 점진적 이완법이라고도 불리는 이 방법은 내가 인지하지 못했던 몸의 긴장을 찾은 뒤 해소할 수 있게 도와줍니다.

편안하게 눕거나 목 받침 또는 등받이, 팔걸이가 있는 의자에 앉습니다. 누워 있다고 가정하고 설명을 이어나가겠습니다. 먼저 몸 구석구석에 돌아가면서 힘을 줄 겁니다. 순서는 상관없습니다. 쉬운 부분부터 해볼까요? 평소 힘을 주었다 푸는 데 가장 익숙한 팔부터 시작해, 전신의 힘을 빼는 방법을 알려드리겠습니다.

[전신의 힘을 빼는 점진적 이완법]

① 팔

두 주먹을 꽉 쥐어봅니다. 힘을 주어 주먹을 꽉 쥐면 팔의 아래쪽과 손가락뿐 아니라 팔 위쪽의 삼두근, 이두근과 같은 근육을 비롯해 평상시에는 어떤 역할을 하는지도 잘 모를 만큼 거의 의식하지 않던 겨드랑이나 상체의 가장 윗부분인 어깨까지 힘이 채워질 겁니다. 이 힘을 10초간 유지하면서 몸 어디에서 힘이 느껴지는지, 힘이 들어왔을 때 근육이 수축한 느낌은 어떤지 천천히 느껴봅니다.

자, 10초가 지났습니다. 이번엔 숨을 '후' 깊게 내쉬면서 쥐었던 주먹을 펼치며 온몸에서 힘을 탁 풀어냅니다. 수축했던 근육에서 순간적으로 힘이 빠지며 이완되는 느낌이 들 겁니다. 이 과정을 세 번 정도 반복하면서 근육이 수축했을 때의 느낌과 힘이 빠져서 이안되었을 때의 느낌을 자세히 기억해봅니다.

② 턱

이번엔 턱 근육으로 힘 빼는 연습을 해볼까요? 턱을 앙다물어봅니다. 양쪽 턱 근육이 수축한 느낌을 느껴보세요. 자연스럽게 눈도 꽉 감기고, 볼과 입술에도 힘이 들어가는 것이 느껴질 겁니다. 심지어 목에도 힘이 들어갈 수 있습니다. 10초간 느껴보고 이번에도 힘을 탁 풀어냅니다. 턱 근육이 느슨해지면서 입이 살짝 벌어지고 힘이 들어갔던 눈이나 볼, 입술, 혀, 목이 이완되는 것이 느껴지나요?

③ 목&어깨

목이 뻣뻣하고 어깨가 무거운 경우도 너무 많죠? 목과 어깨 근육에서 힘을 빼봅시다. 양쪽 어깨를 으쓱하여 어깨가 귀 쪽으로 올라가게 힘을 줍니다. 목의 여러 근육과 어깨의 상부승모근, 등의 견갑거근이 수축되면서 쥐어짜는 듯한 느낌이 듭니다. 겨드랑이와 팔, 얼굴에도 힘이 들어갈 수 있습니다.

10초간 수축된 근육의 느낌을 느꼈으면 다시 힘을 빼고 축 늘어져봅니다. 이완된 근육과 수축된 근육 느낌의 차이를 느끼면서 이완되었을 때의 기분 좋고 시원한 감각을 기억하세요. 그렇습니다. 벌써 시원함이 느껴집니다. 시원하다는 느낌은 무언가 정체되어 있던 조직에 다시 순환이 일어나기 시작했다는 의미입니다. 그래서 스트레칭을 하면 시원하고, 뜨거운 목욕탕에 들어가도 시원하고, 가볍게 운동을 해도 시원하다는 느낌을 받고, 심지어 다른 사람이 근육을 누르며 마사지를 해줘도 시원하다는 느낌을 받는 것이죠.

④ 복부

배의 긴장도 풀어봅시다. 기침을 해봅니다. 배가 순간적으로 딴딴해지면서 공기를 뱉어냅니다. 이 느낌이 복근에 힘이 들어갔을 때의 느낌입니다. 만약 배에 힘을 주는 방법을 잘 모르겠다면 '내가 누워 있는데 우리집 고양이가 내 배를 밟고 지나갔다'라는 상상을 하면 조금 쉬워집니다. 저절로 배에 힘을 줄 수 있습니다. 배를 밟은 발이 쑥 꺼지지 않도록 힘을 줘서 버텨냅니다. 이럴 때 배가 딴딴해지고 복근에 힘이 들어갑니다.

다시 복근에 힘이 들어간 느낌을 10초간 느껴봅니다. 근육이 수축한 느낌을 자세히 느낀 다음 이제 이완시킵니다. 힘이 빠졌을 때의 느낌을 기억합니다.

⑤ 다리

다리에도 힘주는 연습을 해보겠습니다. 양쪽 발가락을 당겨서 정강이 쪽으로 바짝 올려봅니다. 정강이 근육이 강한 힘에 의해 수축됩니다. 수축된 근육의 느낌을 잘 느껴봅니다. 10초 뒤 다시 힘을 풀어서 다리를 축 늘어뜨립니다.

힘을 빼는 것이 잘 안 되면 스스로를 빨랫줄에 널린 빨래라고 생각하면 조금 쉽습니다. 물에 둥둥 떠다니는 미역이나 해파리가 되었다고 생각해도 좋고요. 해파리처럼 흐물흐물하게 다리에서 힘을 빼봅니다. 근육이 이완된 느낌을 기억합니다.

⑥ 엉덩이

이제 조금 힘 빼는 연습이 익숙해졌나요? 마지막으로 엉덩이 근육에도 힘을 주겠습니다. 누워서 양쪽 다리를 쫙 폅니다. 뒤꿈치와 종아리로 바닥을 눌러 엉덩이가 살짝 들리는 자세가 되도록 해보세요. 엉덩이와 허벅지, 허리, 심지어 목에도 힘이 들어올 겁니다. 긴장을 느끼면서 10초간 몸 속의 힘을 관찰합니다. 수축한 근육에는 어떤 느낌이 드는지 말이에요.

10초가 지났으면 몸을 나부끼는 빨래처럼 축 늘어뜨립니다. 다리에 힘이 빠져 두 다리가 널부러질 겁니다. 이완된 근육과 몸의 느낌을 잘 느껴보세요. 이 과정을 반복하면서 서서히 잠에 빠져봅시다.

자기 전에 점진적 이완법을 시행하면 편안하고 질 높은 잠을 잘 수 있습니다. 잠자리에 누워서 점진적 이완법을 10분만 해보세요. 자연스럽게 나도 모르게 잠에 빠져드는 경험을 할 수 있고, 수면의 질이 높아질 겁니다.

숙면을 할 수 있다는 것 외에도 점진적 이완법은 그동안 스스로 알지 못했던 내 몸의 긴장들을 발견하고, 과도하게 사용되던 힘과 그로 인해 근육에 쌓인 스트레스를 지워나갈 수 있게 도와줍니다. 힘 빼는 연습이 익숙해지면 일을 하는 중에도 몸을 이완시킬 수 있습니다. 그러면 결과적으로 불필요한 긴장들이 사라지면서 몸에서 발생하는 통증에서도 해방될 것입니다.

의외로 잘 모르는
몸을 망가뜨리는 운동

물리치료사로서 몸에 대해 공부하고 연구하면서 참 안타까운 일들을 많이 겪습니다. 가장 안타까운 경우는 건강을 챙겨보겠다고 운동을 하다가 아파져서 병원을 찾는 분들의 경우입니다. 자신의 몸 상태에 맞지 않는 운동을 하다가 원래 가진 문제점들을 더 키워서 오는 환자들이 많은데 그중 특히 몸을 망가뜨리는 운동들을 몇 가지 소개하려고 합니다.

사실 이 운동들을 콕 짚어서 소개하기가 조심스럽습니다. 왜냐하면 꼭 필요한 사람이 정확하게 동작을 하면 좋은 운동이기 때문입니다. 여기서 안 좋은 운동이라고 소개하는 이유는 상황에 따라 하는 말이니 너무 확대 해석하지는 않길 바랍니다.

① 레그레이즈

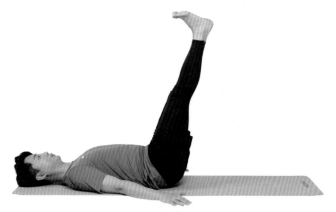

한 번쯤 레그레이즈라는 이름의 운동을 들어봤을 겁니다. 이름은 몰라도 동작을 본다면 어떤 운동인지는 다들 알 거라고 생각합니다. 누워서 두 다리를 쭉 편 채로 들어올리는 동작입니다.

레그레이즈는 대표적인 복근 강화 운동으로 소개되고 있습니다. 물론 복근 운동이 됩니다. 하지만 정확하게 복근에 힘을 주지 못하거나 복근의 힘이 충분히 강하지 못한 사람이 레그레이즈를 하면 오히려 복근보다 장요근이 자극됩니다.

결론부터 말하자면 다리를 들어올리고 내릴 때 바닥과 허리 사이에 틈이 생기지 않아야 합니다. 틈이 생긴다는 것은 복근이 충분히 강하지 못하다는 의미입니다. 레그레이즈는 장요근이 허리뼈를 몸 앞쪽으로 당기는 스트레스를 복근을 이용해 버텨내면서 하는 운동인데, 복근이 버티지 못하면 허리가 점점 앞으로 꺾이게 됩니다. 허리에 가해지는 힘도 문제지만 장요근이 너무 타이트하게 긴장하면 그 자세만으로도 허리에 통증이 생길 수 있는 운동이기 때문에 복부의 힘이 부족한 사람은 레그레이즈를 하지 않는 것이 좋습니다.

이미 복근의 힘이 충분하고 다른 운동을 했을 때 복근에 자극이 잘 느껴지지 않는다면 다시 말해, 이미 몸을 단단하게 만든 운동 경력자나 신체 조건이 되는 사람이면 레그레이즈를 해도 좋습니다. 하지만 규칙적으로 운동을 하지 못하고, 특히 복부와 허리의 근력이 부족한 상태인 사람들에게는 레그레이즈를 추천하지 않습니다.

② 플랭크

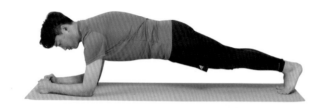

두 번째로 추천하지 않는 운동은 플랭크입니다. 플랭크는 참 유명한 운동입니다. 좁은 장소에서, 쉽게, 조용히 할 수 있으며 짧은 시간만 해도 힘들기 때문에 운동을 했다는 느낌도 쉽게 옵니다. 많은 전문가들이 플랭크를 추천하고 실제로 헬스장에서도 많이들 합니다.

그러나 플랭크는 누구나 해도 되는 운동이 아닙니다. 플랭크는 어깨가 튼튼하고 날개뼈를 잡아주는 등의 전거근이 강하며 날개뼈와 어깨, 목이 안정되어 있는 사람이 해야 좋은 운동입니다. 체중을 팔과 어깨가 너무 많이 부담하는 운동이라는 치명적인 단점이 있기 때문이죠. 짧게 하거나 지속적으로 움직이며 체중을 전신에 분산한다면 모르지만 팔과 어깨, 목에 힘을 싣는 자세로 움직이지 않고 버티는 운동이기 때문에 조금이라도 어깨와 목에 문제가 있는 사람에게는 추천하지 않습니다. 휴대폰과 함께 출근하고, 일터에서는 컴퓨터를 주로 쓰는 현대인들은 플랭크처럼 목과 어깨의 부담이 큰 운동은 하지 않는 게 좋습니다.

❸ 윗몸 일으키기

'코어 근육 강화'라고 하면 가장 먼저 어떤 운동이 떠오르시나요? 앞에서 이야기했던 레그레이즈? 플랭크? 레그레이즈나 플랭크보다 어릴 때 체력장에서 했던 윗몸 일으키기가 생각날 것 같습니다.

우선 윗몸 일으키기가 허리에 안 좋은 이유를 설명하겠습니다. 허리가 아프면 최악의 경우 어떤 질환을 떠올리나요? 허리 추간판 탈출증으로도 불리는 허리 디스크가 떠오를 겁니다. 허리 쪽의 척추 즉, 요추는 앞으로 굽히고 뒤로 잘 젖힐 수 있도록 만들어져 있습니다.

뼈의 구조상 그렇습니다. 척추의 뼈와 뼈 사이에 디스크가 있고 앞쪽과 뒤쪽에 인대(전종인대, 후종인대)가 붙어서 디스크가 제자리에 위치한 채 움직일 수 있도록 지지해줍니다. 요즘은 오래 앉아 있으면서 허리를 뒤로 젖히는 일보다 앞으로 굽히는 일이 더 많아졌습니다. 원래도 전종인대보다 후종인대가 더 약한데, 허리를 앞으로 숙이는 일이 많아지면서 후종인대가 더 늘어나고 약해집니다. 허리뼈의 구조상 허리를 앞으로 숙일 때 디스크가 뒤로 밀리고, 이렇게 디스크를 뒤로 미는 힘은 후종인대와 다른 근육들이 부담합니다.

[전종인대와 후종인대의 모습]

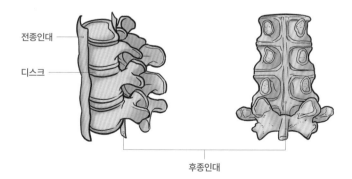

전종인대

디스크

후종인대

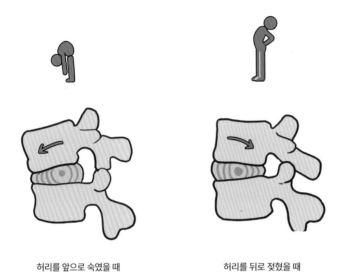

[허리를 앞으로 숙이고 뒤로 젖혔을 때 디스크의 모습]

허리를 앞으로 숙였을 때   허리를 뒤로 젖혔을 때

후종인대가 늘어나고 약해지면 허리를 앞으로 숙일 때 디스크가 뒤로 나가려는 것을 막아주는 힘도 약해집니다. 반복적으로 허리를 굽히거나 순간적으로 큰 힘을 가하며 허리를 앞으로 숙이면 디스크 탈출이나 파열로 이어집니다. 그래서 윗몸 일으키기처럼 허리를 과도하게 굽히는 운동을 하면 허리 뒤쪽의 인대(후종인대)와 근육들이 늘어나고 결과적으로 허리가 더 아파지고 약해지는 것이죠.

이런 이유로 윗몸 일으키기를 전문가의 도움 없이 혼자 하는 것이 위험하다는 말을 하고 싶습니다. 그러면 윗몸 일으키기를 아예 하지 말아야 할까요? 아닙니다. 혼자 윗몸 일으키기를 하더라도 안전하게 할 수 있는 방법을 알려드리겠습니다.

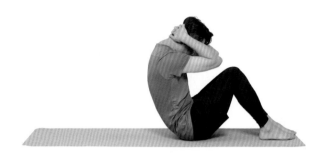

[허리에 안전한 윗몸 일으키기]

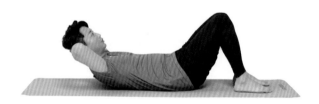

　사진을 함께 살펴봅시다. 위쪽의 사진처럼 상체를 전부 들어올리면 허리를 망가뜨리는 윗몸 일으키기가 됩니다. 반면 아래의 사진처럼 허리를 완전히 들지 않고, 날개뼈가 땅에서 들리는 정도에서 멈추는 윗몸 일으키기는 괜찮습니다. 허리의 입장에서 후종인대에 지나친 힘을 가하지 않는 코어 운동이죠.

　하지만 아래의 사진처럼 윗몸 일으키기를 하더라도 주의해야 할 점이 있습니다. 상체를 들어올리면서 목에 힘을 너무 주면 안 됩니다. 목에 힘을 주면 흉쇄유돌근을 비롯해 목의 근육들이 긴장을 해서 굳습니다. 그러면 어지럽거나 두통이 느껴질 수 있고, 심하면 목이 뻣뻣하고 결리는 통증도 나타날 수 있다는 점을 기억하세요.

④ 햄스트링 스트레칭

마지막으로 몸을 망가뜨리는 의외의 운동을 소개합니다. 바로 햄스트링 스트레칭입니다. 햄스트링을 스트레칭하다가 허리 통증으로 병원을 찾아오는 사람들이 많습니다. 정확한 동작으로 허벅지 뒷면의 햄스트링을 늘이면 안전한데, 잘못된 자세로 스트레칭을 해서 허리를 늘이기 때문입니다.

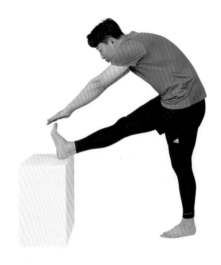

앞에서 허리를 앞으로 숙이면 디스크가 뒤로 밀려나가는 힘이 발생하고, 그 힘을 후종인대와 허리 뒷면의 척추기립근과 같은 근육들이 부담한다고 설명했습니다. 그런데 위의 햄스트링 스트레칭 동작을 살펴보면 허리를 숙인 상태라는 것을 발견할 수 있습니다.

햄스트링은 아주 긴 근육입니다. 한쪽은 엉덩이뼈 아래의 좌골(골반 맨 아래 쪽의 둥근 뼈)에 붙어 있고, 반대쪽은 무릎 뒤를 지나 정강이뼈 양옆에 붙어 있습니다. 햄스트링을 쭉 늘이면 엉덩이뼈도 아래로 당겨지고 허리가 굽기 쉬운데, 이 힘을 정확하게 차단해놓고 스트레칭하지 않으면 햄스트링이 늘어나기 전에 골반의 후방경사(골반이 뒤로 회전하는 현상)가 일어나면서 엉뚱하게 척추기립근이 늘어납니다. 그 결과, 허리가 약해지면서 통증이 나타나고 디스크 탈출이나 파열이 유발됩니다. 이렇게 잘못된 햄스트링 스트레칭을 하지 않으려면 아래의 사진처럼 골반을 앞으로 기울이고 허리를 세운 채 스트레칭해야 합니다. 오리 궁둥이 자세를 만들듯이 엉덩이를 뒤로 살짝 빼면서 골반을 앞으로 굴리면 햄스트링이 당기는 자극이 느껴집니다.

[햄스트링을 늘이는 올바른 스트레칭]

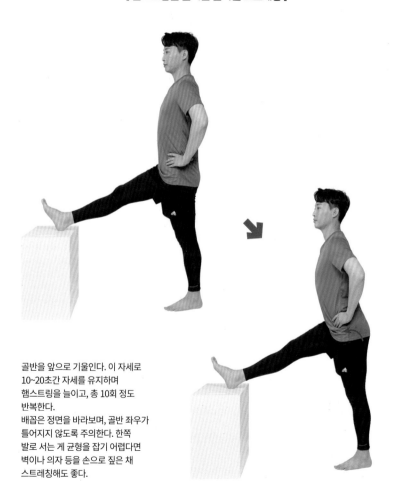

골반을 앞으로 기울인다. 이 자세로
10~20초간 자세를 유지하며
햄스트링을 늘이고, 총 10회 정도
반복한다.
배꼽은 정면을 바라보며, 골반 좌우가
틀어지지 않도록 주의한다. 한쪽
발로 서는 게 균형을 잡기 어렵다면
벽이나 의자 등을 손으로 짚은 채
스트레칭해도 좋다.

안전하게 몸을
회복시키는 운동

'레그레이즈는 허리에 안 좋다', '플랭크는 목에 위험하다', '윗몸 일으키기와 햄스트링 스트레칭은 허리 디스크를 탈출시킬 수 있다'라고 하면 도대체 어떤 운동을 해야 하는 건지 고민될 겁니다. 그래서 준비한 운동이 있습니다. 바닥에 등을 대고 누워서 팔다리를 움직이는 동작이 '죽은 벌레'를 연상시킨다고 하여 데드버그라는 이름이 붙은 운동입니다. 복부에 힘주는 것을 더 쉽게 느끼도록 난도가 낮은 데드버그 변형 운동인 월버그도 함께 소개하겠습니다.

코어 근육의 힘이 세면 좋다는 것은 아무리 강조해도 모자랄 만큼 중요합니다. 코어 근육은 복압을 높여 몸 앞쪽에서 허리뼈를 무너지지 않게 받쳐주고 보호해주는 역할을 합니다. 반대로 코어 근육이 약해지면 허리가 불안정해지고 이 불안정성은 곧 허리 통증으로 이어집니다. 허리 주위의 척추기립근, 요방형근, 장요근 등이 코어 근육이 담당하는 복압을 대신하기 위해 더 무리해서 힘을 쓰다가 결국 더 이상 버티지 못하고 과부하가 걸리면 단단해져서 통증을 일으키기 때문입니다.

이때 정확하게 코어를 활성화시켜서 복압을 높이고, 코어 근육으로 허리를 지지해 요통을 없애는 필수이자 기초 운동이 데드버그입니다. 꼭 정확한 복부의 수축을 느끼며 동작하고, 데드버그로 강한 코어를 만든 뒤 다른 복근 운동들을 시도해보길 바랍니다.

① 데드버그

데드버그는 누워서 하는 운동이라서 쉽고 편하게 운동할 수 있습니다. 허리를 숙여서 디스크를 뒤로 밀어내지 않고, 목과 어깨에 심한 부담을 주지도 않고, 장요근을 과도하게 쓰지도 않는 안전한 운동입니다. 안전하다고 해서 운동 효과가 적은 것도 아닙니다. 정확한 자세로 운동하면 코어 근육에 자극도 잘 오기 때문에 데드버그만 제대로 익히면 일반인 수준에서는 다른 코어 운동이 필요하지 않습니다.

여기서는 자신의 근육 상태와 운동 수행 능력에 맞춰 동작할 수 있도록 8단계로 나눠서 소개합니다. 지나치게 무리하지 않되, 딱 필요한 자극을 코어 근육에 전달할 수 있도록 단계를 나눠 동작을 구성했습니다. 처음에는 호흡부터 시작해 자신의 상태에 따라 강도를 점점 높이며 자극이 어느 정도 느껴지는 단계로 운동해보세요.

팔 들고 호흡하며 복부 수축하기　　　　10회

POINT

숨을 내쉬는 동작과
갈비뼈를 조이는
동작으로 복횡근,
복직근, 복사근
등의 코어 근육을
활성화한다.

1 누워서 무릎을 세우고 양팔을
　수직으로 든다.

2 숨을 천천히 끝까지 내쉬면서
　갈비뼈를 조이듯 모아
　바닥으로 내린다. 이때
　배가 쏙 꺼지는 것이 아니라
　팽창하며 단단해진다.

3 복부가 수축된 상태를 유지한
　채 숨을 천천히 들이마신다.

✛ 허리가 바닥에 밀착되는 것을
　느끼며 운동하고, 복부 수축을
　유지하는 것이 가능해지면
　2단계로 넘어간다.

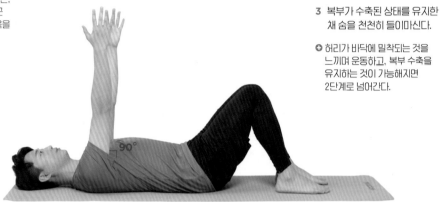

2단계　**팔 머리 위로 넘겨서 만세하기**　　　　10회

POINT

배에 힘을 주어 갈비뼈가
들리는 것을 막으며
동작한다. 숨을 내쉬고
들이마실 때 목에 힘이
많이 들어가지 않도록
주의한다.

1 누워서 무릎을 세우고 양팔을
　수직으로 든다.

2 배가 수축된 상태를 유지한 채
　숨을 내쉬면서 팔을 머리 위로
　만세하듯 넘긴다.

3 다시 숨을 천천히 들이마시며
　1번 자세로 돌아온다.

✛ 갈비뼈가 바닥에서 들리지 않고
　팔을 끝까지 넘기면서 천천히
　동작할 수 있으면 3단계로
　넘어간다.

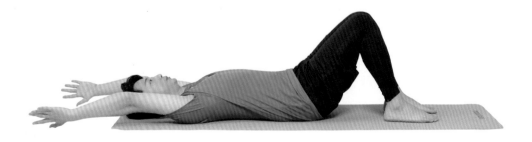

팔 들고 다리 교대로 펴기 　　10회

POINT

배에 힘을 주고 허리가
바닥에서 뜨지 않도록
신경 쓴다.

1 누워서 무릎을 세우고 양팔을
　수직으로 든다.

2 숨을 내쉬면서 왼쪽
　발뒤꿈치로 바닥을 끌 듯이
　내려 다리를 천천히 편다.

3 다시 숨을 천천히 들이마시며
　1번 자세로 돌아온다. 양쪽
　다리를 번갈아가며 동작한다.

➕ 갈비뼈와 허리가 들리지 않고
　다리를 끝까지 펴면서 천천히
　동작할 수 있으면 4단계로
　넘어간다.

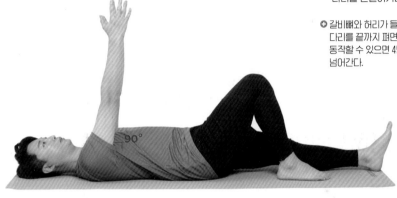

4단계 **팔과 다리 동시에 펴기** 　　10회씩 3~5세트

POINT

내쉬는 호흡에 만세를
하며 다리를 펴고,
들이마시는 호흡에
다시 팔과 다리를
원위치한다. 이때 목에
힘이 많이 들어가지
않도록 주의한다.

1 누워서 무릎을 세우고 양팔을
　수직으로 든다.

2 숨을 내쉬면서 오른팔을 머리
　위로 만세하듯 넘기고, 동시에
　왼쪽 발뒤꿈치를 내려 바닥을
　끌듯이 다리를 천천히 편다.

3 다시 숨을 천천히 들이마시며
　1번 자세로 돌아온다. 양쪽
　팔다리를 교차하며 움직인다.

➕ 정확한 자세로 천천히 5세트
　이상 동작할 수 있으면 5단계로
　넘어간다.

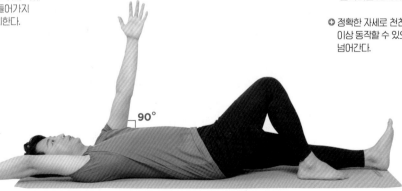

5단계 무릎 90도로 다리 들기 10회씩 3~5세트

POINT

무릎과 골반이 90도가
되도록 다리를 든다.

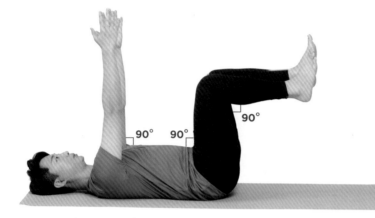

1. 누워서 양팔을 수직으로 든다.

2. 숨을 내쉬면서 오른쪽 무릎이
   90도가 되도록 다리를 천천히
   든다.

3. 숨을 천천히 들이마신 다음
   숨을 내쉬면서 왼쪽 무릎도
   90도가 되도록 다리를 든다.

4. 다시 숨을 천천히 들이마시며
   한쪽 다리씩 1번 자세로
   돌아온다.

➕ 5단계 동작을 할 때 허리가 뜨면
   4단계로 돌아가 코어 근육을 강화
   한다.

➕ 정확한 자세로 천천히 5세트
   이상 동작할 수 있으면 6단계로
   넘어간다.

6단계 다리 들고 발뒤꿈치로 바닥 터치하기 10회씩 3~5세트

POINT

무릎과 골반은 계속
90도를 유지한다.

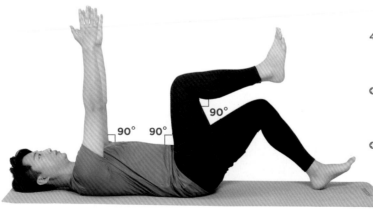

1. 누워서 양팔을 수직으로 들고
   양쪽 무릎이 90도가 되도록
   다리를 든다.

2. 숨을 내쉬면서 왼쪽
   발뒤꿈치가 바닥에 닿도록
   다리를 내렸다 든다.

3. 숨을 천천히 들이마신 다음
   숨을 내쉬면서 오른쪽
   발뒤꿈치도 바닥에 닿도록
   다리를 내렸다 든다.

4. 다시 숨을 천천히 들이마시며
   1번 자세로 돌아온다. 양쪽
   다리를 번갈아가며 동작한다.

➕ 복부 수축을 유지한 채 운동하면
   6단계 동작만으로도 안전하게
   걷고 뛸 수 있는 코어 근육의 힘을
   얻는다.

➕ 정확한 자세로 천천히 5세트
   이상 동작할 수 있으면 7단계로
   넘어간다.

7단계	팔과 다리 교차하며 펴기	10회씩 3~5세트

❖ 팔과 다리를 교차하며 쭉 폈다 오므리는 7단계가 일반적으로 알려진 '데드버그' 동작이다.

❖ 정확한 자세로 천천히 5세트 이상 동작할 수 있으면 8단계로 넘어간다.

1 누워서 양팔을 수직으로 든다. 양쪽 무릎이 90도가 되도록 다리를 든다.

2 숨을 내쉬면서 오른팔을 머리 위로 만세하듯 넘기고, 동시에 왼쪽 발뒤꿈치가 바닥에 닿도록 다리를 내린다.

3 숨을 천천히 들이마시며 1번 자세로 돌아온다.

4 숨을 내쉬면서 왼팔을 머리 위로 만세하듯 넘기고, 동시에 오른쪽 발뒤꿈치가 바닥에 닿도록 다리를 내린다. 다시 숨을 천천히 들이마시며 1번 자세로 돌아와 2~4번 동작을 반복한다.

8단계	다리 펴면서 팔 만세하기	10회씩 3~5세트

POINT

다리를 완전히 펴서 바닥에 닿기 직전까지만 내리면 복부에 더 강한 자극이 전달된다.

1 누워서 양팔을 수직으로 들고 양쪽 무릎이 90도가 되도록 다리를 든다.

2 숨을 내쉬면서 오른팔을 머리 위로 만세하듯 넘기고, 동시에 왼쪽 발뒤꿈치를 내려 바닥을 끌듯이 다리를 천천히 편다.

3 숨을 천천히 들이마시며 1번 자세로 돌아온다.

4 숨을 내쉬면서 팔을 머리 위로 만세하듯 넘기고, 동시에 오른쪽 발뒤꿈치를 내려 바닥을 끌듯이 다리를 천천히 편다. 다시 숨을 천천히 들이마시며 1번 자세로 돌아와 2~4번 동작을 반복한다.

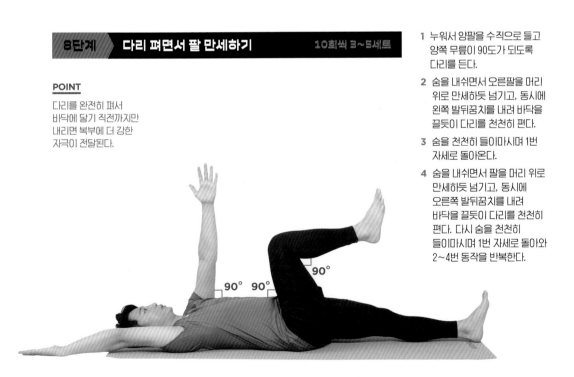

❷ 월버그

코어 근육의 힘이 약해서 데드버그 1단계도 버거운 경우 또는 허리가 바닥에서 뜨거나 배에 힘주는 방법을 잘 모르는 경우에는 월버그를 권합니다. 손으로 벽을 밀며 동작하는 데드버그의 변형 동작으로, 벽을 미는 힘이 척추를 타고 척추기립근에 전달되면서 허리를 바닥에 붙이는 힘이 생깁니다. 또한 복부의 힘과 동시에 팔 근육의 힘도 함께 사용해서 코어 근육에 자연스럽게 긴장과 자극을 더해, 배에 힘주는 느낌을 더 쉽게 인지할 수 있습니다.

벽 대신 무거운 서랍장이나 책상을 밀며 운동해도 좋습니다. 팔로 밀며 동작할 수 있으면 무엇이든 괜찮습니다. 복부를 쥐어짠다는 느낌으로 힘줘서 수축하고, 허리가 바닥에서 뜨지 않도록 의식하며 월버그를 해보세요. 금방 코어 근육에 힘이 생기고 허리의 통증이 사라질 겁니다.

벽 밀면서 무릎 90도로 다리 들기 10회씩 3세트

POINT

배에 힘을 준 채 호흡하고, 팔로
벽을 미는 힘을 유지한다.

1 벽에 가깝게 머리를 두고
누워서 무릎을 세운다. 양팔을
머리 위로 넘겨서 손바닥을
벽에 대고 벽을 밀듯이 힘을
준다. 이때 손목과 팔꿈치는
90도를 이룬다.

2 숨을 내쉬면서 오른쪽 무릎이
90도가 되도록 다리를 천천히
든다.

3 숨을 천천히 들이마신 다음
숨을 내쉬면서 왼쪽 무릎도
90도가 되도록 다리를 든다.

4 다시 숨을 천천히 들이마시며
1번 자세로 돌아온다.

➊ 정확한 자세로 천천히 3세트
이상 동작할 수 있으면 2단계로
넘어간다.

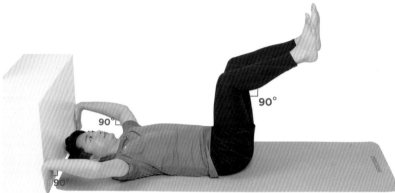

2단계 **벽 밀면서 발뒤꿈치로 바닥 터치하기** 10회씩 3세트

POINT

무릎과 골반은 계속 90도를 유지한다.
허리가 바닥에서 뜨지 않도록 주의한다.

1 벽에 가깝게 머리를 두고
누워서 무릎을 세운다. 양팔을
머리 위로 넘겨서 손바닥을
벽에 대고 벽을 밀듯이 힘을
준다. 이때 손목과 팔꿈치는
90도를 이룬다. 무릎이 90도가
되도록 양쪽 다리를 든다.

2 숨을 내쉬면서 왼쪽
발뒤꿈치가 바닥에 닿도록
다리를 내렸다 든다.

3 숨을 천천히 들이마신 다음
숨을 내쉬면서 오른쪽
발뒤꿈치도 바닥에 닿도록
다리를 내렸다 든다.

4 다시 숨을 천천히 들이마시며
1번 자세로 돌아온다. 양쪽
다리를 번갈아가며 동작한다.

➊ 정확한 자세로 천천히 3세트
이상 동작할 수 있으면
데드버그를 시도해보자.

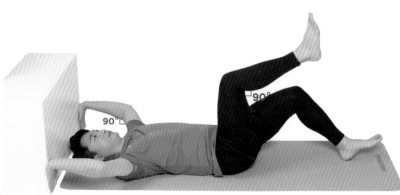

디스크 탈출을 일으킬 수 있는 나쁜 습관

시간을 들여서 스트레칭을 하기는 귀찮고, 찌뿌둥한 몸은 풀고 싶을 때 하는 동작이 있습니다. 운동 전에도 자주 하죠. 목이나 허리를 비틀어 '두둑' 하는 뼈 소리를 내는 상황을 많이 봤을 겁니다.

뻐근하다고 습관적으로 뼈 소리를 내는 사람들도 많죠. 소리를 내면 뭔가 시원한 느낌이 드는 한편, 왠지 이 동작이 안 좋을 것 같다는 생각도 듭니다. 결론부터 말하자면 목과 허리를 비트는 동작은 나쁜 습관입니다. 절대 안 하는 것이 좋습니다.

왜 절대 하면 안 되는 동작인지 목뼈를 예로 들어 설명해보겠습니다. 경추라고도 부르는 목뼈는 7개입니다. 1번과 2번 사이, 2번과 3번 사이 등 목뼈 사이에는 뼈와 뼈를 연결해주는 관절이 있습니다. 목뼈가 자유자재로 움직이도록 하고 외부의 충격을 흡수하는 역할도 합니다. 목뼈가 7개니까 그 사이의 관절은 6개가 있겠죠? 엄밀히 따지면 뒤통수뼈(후두골)와 목뼈 1번 사이, 7번 목뼈와 1번 등뼈 사이의 관절까지 포함해 총 8개의 관절이 목을 움직입니다.

목관절 중 어떤 관절도 굳어 있지 않은 상태라면 목이 움직일 때 8개의 관절이 골고루 움직일 겁니다. 만약 어떤 관절이 굳어서 안 움직인다면 어떨까요? 제대로 움직이지 못하는 관절이 있으면 잘 움직이는 나머지 관절이 조금 더 움직여서 목을 돌리고 숙이고 젖힐 겁니다. 다시 말해, 굳어 있는 관절은 일을 덜하고 굳지 않은 관절이 자신이 움직일 수 있는 범위 이상까지 움직이며 일을 더 한다는 것이죠. 물론 겉으로 보기에는 굳은 관절이 어떤 관절인지 티가 나지 않고, 굳은 관절의 일까지 대신 하는 관절 덕분에 목이 움직이는 각도가 잘 나옵니다.

하지만 이런 상황이 지속되면 어떨까요? 굳지 않고 무리해서 움직인 관절은 곧 느슨하게 헐렁거리게 되고, 굳은 관절은 더 꽉 굳어서 아예 안 움직이게 됩니다. 뻐근하고 뭔가 불편한 느낌이 드는 부위는 꽉 굳어서 안 움직이는 관절 때문에 그런 것인데, 목을 휙 돌려서 뼈 소리가 우두둑 날 때는 어느 뼈가 움직이면서 소리가 난 것일까요? 바로 다른 관절의 일까지 더 하면서 느슨해진 관절이 비틀리며 소리를 낸 것입니다. 느슨해진 관절은 목을 비틀면 더 느슨해져버립니다. 안 그래도 주변 근육이 늘어나서 헐렁해지고 불안정해진 관절이 더 불안정해지면 정말 심각한 통증으로 발전합니다. 목을 비틀어 두둑 소리가 나면 처음 몇 번은 시원한 듯하지만 반복할수록 목을 삐끗하거나 담에 걸려서 통증이 더 심해지는 이유가 여기에 있습니다.

도수치료 중에 '고속저진폭 기법'이라는 치료가 있습니다. 이 치료는 목이나 허리를 비틀어서 뼈 소리를 내는 교정법인데 숙련된 치료사들은 관절과 뼈, 근육이 상하지 않도록 안전하게 시행합니다. 느슨한 관절과 굳어 있는 관절을 분류해서, 느슨한 관절은 움직이지 않고 굳어 있는 관절만 선택적으로 움직이면서 본래 자리에서 이탈한 관절을 교정해 제자리로 되돌리는 치료입니다. 8개의 관절 중 어떤 관절이 움직이는지도 모르고 막무가내로 머리를 잡고 확 꺾으면서 소리를 내는 습관, 이렇게 생각하면 무서워질 겁니다.

허리도 마찬가지입니다. 허리뼈 사이의 5개 관절 중 굳어 있는 관절을 찾고 굳은 방향과 반대 방향으로 움직여야 틀어진 허리뼈가 원래의 바른 정렬을 찾아가고, 통증이 사라집니다. 반면 그냥 허리를 휙 비틀어 돌리면 가장 약하고 느슨한 관절에 과도한 움직임이 발생하죠. 심하면 허리 디스크가 파열되거나 탈출하는 등의 심각한 문제가 생깁니다. 그러니 절대 목과 허리를 꺾으면서 소리 내는 습관은 하지 마세요.

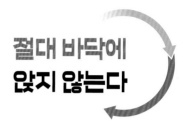

절대 바닥에 앉지 않는다

우리나라 사람들은 좌식생활에 익숙합니다. 밥도 바닥에 앉아서 밥상을 펴놓고 먹고, 잠도 바닥에 이불을 깔고 자고, 심지어 소파가 있어도 바닥에 앉아서 소파에 등을 기대고 TV를 봅니다. 점차 입식생활로 변하고 있지만 좁은 공간 때문에 침대와 소파, 식탁 없이 생활하거나 있어도 잘 안 쓰는 사람들이 많습니다.

얼마 전, 저와 오래 치료를 하면서 몸이 안 좋아지면 찾아오는 환자분과 이야기를 나누었습니다. 3년 전쯤 목을 치료받은 뒤 요즘은 일을 오래 해도 목이 안 아프고 두통도 없고 잠도 잘 자게 되었고, 목 치료와 병행했던 굽었던 등을 펴는 치료를 하면서 자세도 많이 좋아졌습니다. 스스로 자세가 좋아졌다고 생각하기도 했고, 주변에서도 좋아진 자세를 많이들 알아볼 정도였다고 합니다. 그런데 오랜만에 병원에 온 환자분이 허리가 아프다고 했습니다.

멀쩡하던 허리가 왜 아픈 건지 살펴봤더니 허리 커브가 일자로 펴진 것을 발견했습니다. 고관절 유연성 운동과 허리 커브를 유지하고 움직이는 연습이 시급했습니다. 요즘 어떻게 지내는지 대화를 나눠 보니 미니멀리즘에 관심이 생겨서 가구들을 버리고 텅빈 집에서 지내신다는 겁니다. 그래서 "침대도 없고 소파도 없고 식탁도 없어요?" 하고 되물었습니다.

바르게 변한 자세로 잘 지내며 걱정 없던 허리가 왜 안 좋아졌는지 답이 나왔습니다. 바닥에서 생활하면서 골반이 뒤로 회전하고 일자 허리로 변한 것이었습니다. 어서 가구를 다시 두고 생활하라는 조언을 전했습니다. 다행스럽게도 다시 병원에서 만났을 땐 가구를 들였다고 하더군요. 이후 허리 통증도 점차 해결되어 치료를 종료했습니다.

전통적인 좌식 문화에는 좋은 점이 참 많죠. 온돌도 좋고, 평상도 좋고, 대식구가 여럿이 둘러앉아 밥을 먹는 것도 좋고요. 하지만 지금의 우리는 예전만큼 많은 시간을 활동적으로 움직이며 보내지 않기 때문에 전반적인 근력이 과거의 사람들보다 떨어집니다. 바닥에 책상다리 자세를 한 채로 앉아 허리의 커브를 유지하려면 고관절이 움직이는 범위가 정말 넓어야 합니다. 다시 말해, 고관절이 여러 방향으로 잘 움직여야 한다는 말이죠. 거기에 더해 척추기립근의 근력과 지구력도 높아야 합니다. 그런데 운동을 꾸준히 해온 사람이 아니라면 대부분 고관절이 뻣뻣하고, 척추기립근의 힘도 부족합니다. 뻣뻣하고 근력이 부족하니 척추가 틀어질 수밖에 없습니다.

책상다리 자세 외에도 바닥에 오래 앉은 상태로 허리의 커브를 유지하고 골반을 중립 위치에 놓을 수 있는 자세는 거의 없습니다. 무릎 꿇는 자세가 있긴 합니다. 하지만 골반과 허리, 등에는 부담이 없으나 무릎과 발목이 아프고 다리가 저려서 오래 앉지 못합니다.

바닥에 그냥 앉으면 안 됩니다. 어쩔 수 없이 좌식 식당에서 밥을 먹거나 집에 가구를 놓을 공간이 없어서 바닥에 앉아야 한다면 방석을 이용하세요. 엉덩이를 따뜻하게 데우라는 게 아닙니다. 방석 2개 정도를 접어서 엉덩이 아래에 깔고 높이가 느껴지도록 앉으세요. 허리가 훨씬 편해지면서 허리뼈의 커브도 C자로 유지하기 더 쉬워질 겁니다.

[바닥에 앉았을 때의 모습]

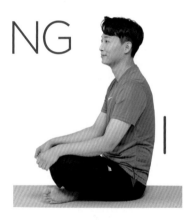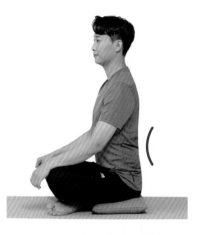

허리뼈가 일자로 펴지고
골반이 뒤로 회전하며 기울었다.

허리뼈가 원래의 C자 커브를 유지하며
골반도 제자리에 있다.

꼭 방석이 아니어도 좋습니다. 골반의 높이만 높으면 됩니다. 옆에서 봤을 때 골반과 무릎 중 골반이 더 높아야 적은 힘으로도 허리의 커브를 유지할 수 있습니다. 허리의 C자 커브가 유지되면 바른 자세가 되는 것은 당연하고요. 하지만 방석의 특별한 도움 없이 바닥에 그냥 앉아 있으면 허리의 커브가 점점 펴져서 일자 허리가 될 겁니다. 일자 허리로 변형되지는 않더라도 허리가 약해져서 쉽게 허리 통증이 생기니 절대 좌식생활을 하지 마세요.

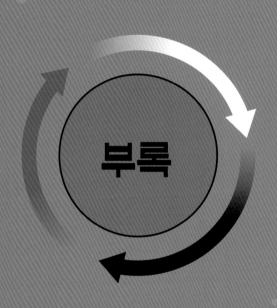

부록

상황별
통증 회복
프로그램

허리 디스크 증세를 다스리는 프로그램

허리 디스크 증세가 있거나 디스크 수술을 했다면 주목! 수술 이후 유착이 생길 수 있는 척수신경과 허리에서 뻗어나오는 신경들의 유착을 방지하는 신경 순환 루틴. 허리 아래의 골반과 고관절, 허리 위의 등뼈와 갈비뼈의 경직을 막아 허리가 정상 범위 내에서 움직이도록 한다.

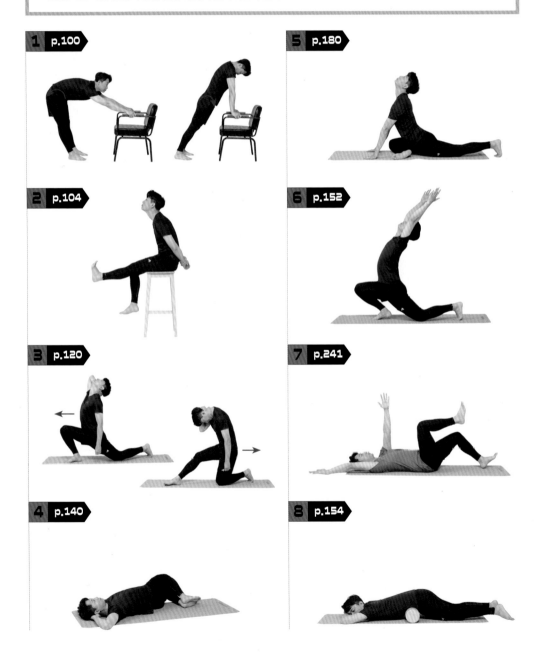

1 p.100

5 p.180

2 p.104

6 p.152

3 p.120

7 p.241

4 p.140

8 p.154

허리와 척추를 안정시키는 프로그램

허리가 과도하게 일자로 펴지고 골반이 앞으로 기울어지는 자세를 바로잡아 건강한 허리를 유지할 수 있게 돕는다. 등뼈의 유연성을 높이고 코어 근육의 힘을 키워, 허리뼈를 안정시킨다. 척수와 허리에 뻗어 있는 신경들이 유착되는 것을 예방한다.

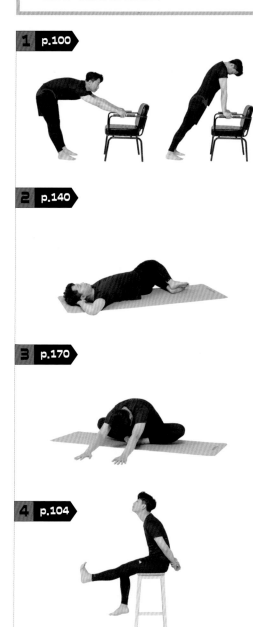

1 p.100

2 p.140

3 p.170

4 p.104

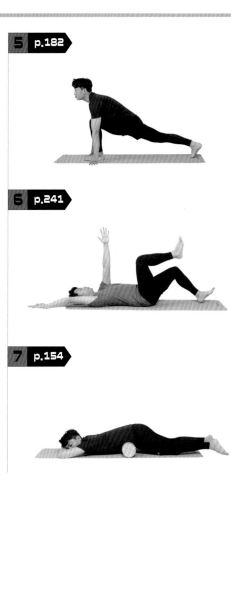

5 p.182

6 p.241

7 p.154

목&등에 걸리는 담, 완전 해소 프로그램

틀어지고 경직된 등뼈를 움직여 원래의 정렬과 가동성을 회복시키는 루틴. 갈비뼈 사이사이에 단축되어 있는 늑간근을 이완시켜서 늘이고 등뼈의 바른 움직임을 유도해 앞으로 튀어나간 목과 굽은 등을 편다. 목과 등에 걸리는 담을 사르르 풀어주는 효과를 얻을 수 있다.

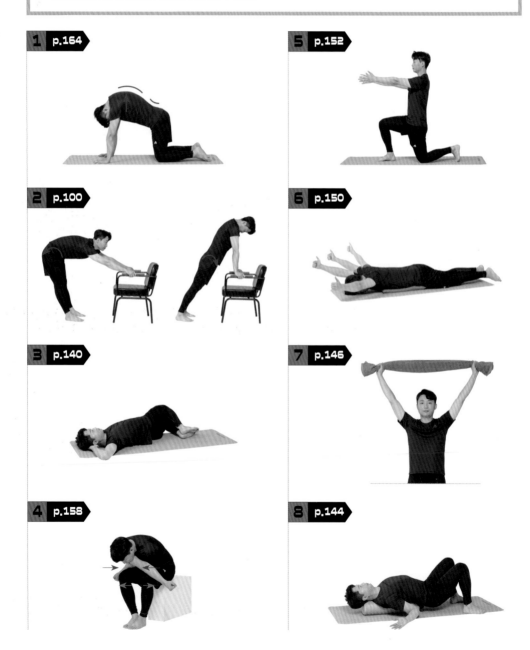

1 p.164

2 p.100

3 p.140

4 p.158

5 p.152

6 p.150

7 p.146

8 p.144

의자에 앉아서 생활하는 대부분의 사람들은 상체를 숙이고 있어서 '라운드숄더', '굽은등'이라고 불리는 체형이 된다. 가슴의 대흉근을 펴서 어깨관절의 위치를 회복시키고 등에 있는 견갑골의 위치를 바로잡으면 무겁고 뻐근하며 쿡쿡 쑤시는 통증이 사라져 어깨와 등이 놀랍도록 가벼워진다.

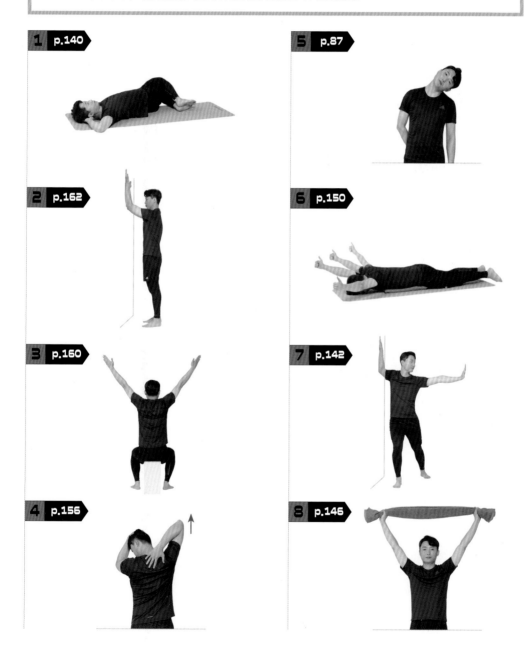

1 p.140

2 p.162

3 p.160

4 p.156

5 p.87

6 p.150

7 p.142

8 p.146

앉아 있는 직장인의 허리&목 보호 프로그램

앉아 있으면 골반이 뒤로 회전하고 기울기 쉽다. 오래 앉아서 생활하는 직장인의 엉덩이와 허벅지 뒷면의 햄스트링이 경직되는 것을 막고 유연하게 만든다. 골반을 중립 위치에 유지하도록 도와 척추를 따라 연결된 허리와 목도 이완시킨다. 뻐근한 허리, 결리는 목 통증이 단번에 사라진다.

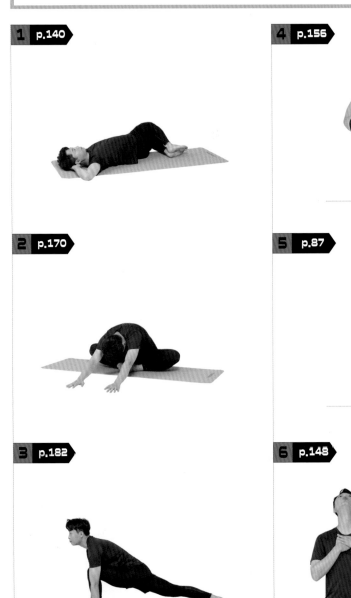

1 p.140

2 p.170

3 p.182

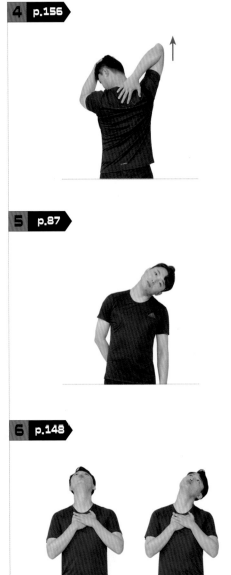

4 p.156

5 p.87

6 p.148

다리의 부종을 없애는 하체 순환 프로그램

하체의 순환을 원활히 만들면 골반의 좌우 비대칭이나 불균형이 해소되고, 허리의 통증도 사라진다. 틀어진 골반과 고관절의 균형을 맞추고 주변 근육의 긴장을 풀어준다. 그러면 하체 순환이 좋아져 다리의 붓기가 빠지고 발걸음이 가벼워진다. 생리통이나 생리불순, 자주 쥐가 나는 증상도 해결된다.

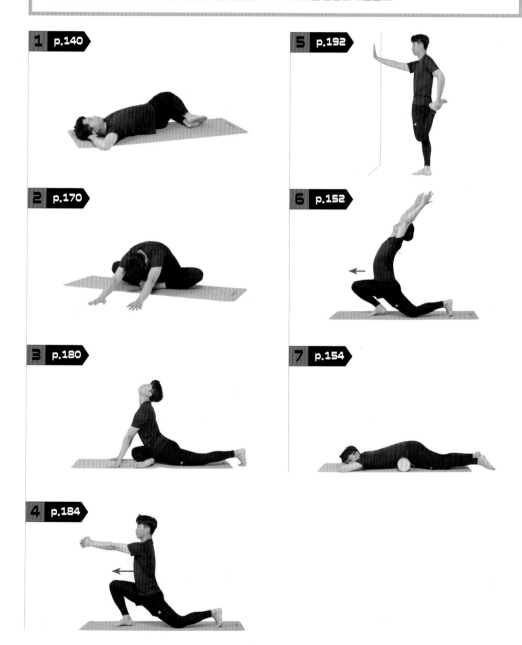

1 p.140

2 p.170

3 p.180

4 p.184

5 p.192

6 p.152

7 p.154

무릎이 자주 아픈 사람을 위한 프로그램

골반에서 무릎까지 이어진 대퇴신경을 이완시켜 무릎연골연화증이나 퇴행성 관절염을 예방한다. 무릎을 통과하는 대퇴신경의 회복을 촉진해 고관절부터 발목관절까지 하체 전반을 안정시킨다. 걸을 때마다 무릎이 힘없이 꺾이는 증상은 물론, 시큰거리는 무릎 통증이 없어진다.

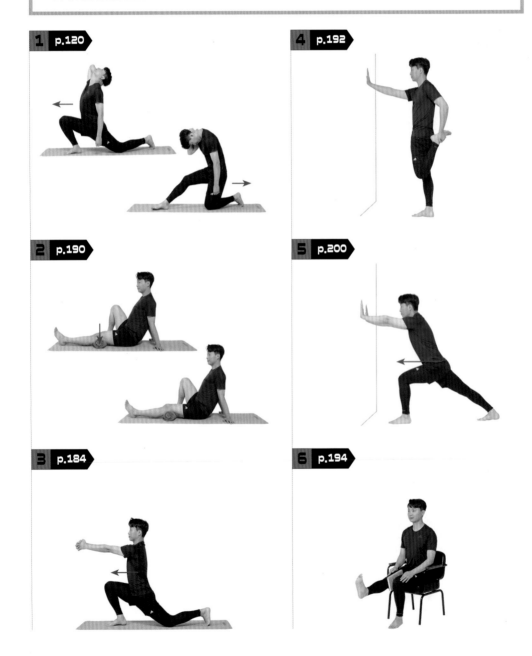

1 p.120

2 p.190

3 p.184

4 p.192

5 p.200

6 p.194

프로그램 8 튼튼하고 유연한 발목을 만드는 프로그램

발목이 약하거나 자주 접지르는 사람들을 위한 발목 강화 프로그램. 무릎 아래에서 정강이 바깥쪽을 타고 발목까지 뻗어 내려가는 비골신경을 풀어주고 종아리와 발목관절 주변 근육들을 이완시킨다. 족저근막염이나 아킬레스건염 등 염증으로 인한 발목, 발바닥 통증에도 치료 효과가 좋다.

1 p.109

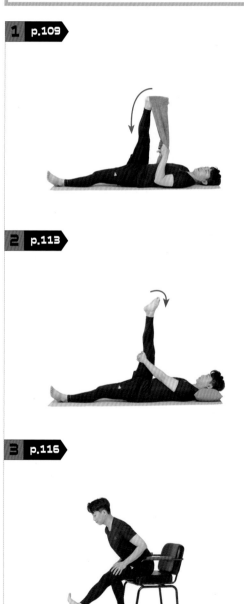

2 p.113

4 p.200

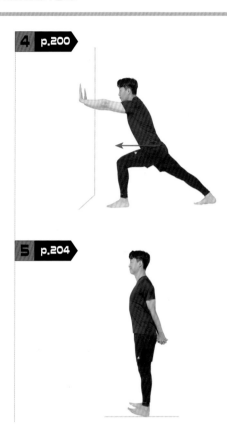

5 p.204

3 p.116

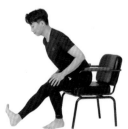

안아파연구소의
통증 제로
신경 스트레칭

초판 1쇄 발행 2022년 7월 1일
초판 3쇄 발행 2024년 6월 3일

지은이 정용인
펴낸이 김영조
편집 김시연 | **디자인** 정지연 | **마케팅** 김민수, 조애리 | **제작** 김경묵 | **경영지원** 정은진
사진 김범경(헬로스튜디오) | **일러스트** 정진일(comma9@naver.com)
펴낸곳 싸이프레스 | **주소** 서울시 마포구 양화로7길 44, 3층
전화 (02)335-0385/0399 | **팩스** (02)335-0397
이메일 cypressbook1@naver.com | **홈페이지** www.cypressbook.co.kr
블로그 blog.naver.com/cypressbook1 | **포스트** post.naver.com/cypressbook1
인스타그램 싸이프레스 @cypress_book | **싸이클** @cycle_book
출판등록 2009년 11월 3일 제2010-000105호

ISBN 979-11-6032-168-5   13510